SALVESTROLII

Apărarea naturii împotriva cancerului:
Legătura dintre hrană și cancer

Brian A. Schaefer

Salvestrol® este o marcă înregistrată a companiei Salvestrol Natural Products Ltd.

Datele bibliografice:

Salvestrolii: apărarea naturii împotriva cancerului.

Cu referințe bibliografice și index

ISBN: 9780978327477

1. Substanțe fitochimice – Aspecte medicale. 2. Cancerul – Prevenire. 3. Cancerul – Terapia prin nutriție. 4. Resveratrolul – Aspecte medicale. 5. Fructele – Utilizări terapeutice. 6. Legumele – Utilizari terapeutice. I. Titlu.

RC262.S37 2007 616.99'40654 C2007-901942-0

Foto copertă - © candysp – Fotolia.com
Design de carte – SpicaBookDesign (www.spicabookdesign.com)

*Dedicată generaţiei următoare care va fi o sursă
nesecată de inspiraţie şi voie bună.
Să nu fie cancerul pentru ei mai mult decât este o
banală răceală pentru generaţia noastră.*

EXPLICAŢIE

Această carte îşi propune să ofere o prezentare generală despre salvestroli şi persoanele care au descoperit aceste substanţe. Salvestrolii reprezintă o descoperire relativ recentă în nutriţie. Cercetarea în domeniul salvestrolilor avansează atât de rapid încât orice efort de a da o sursă definitivă de informaţii despre aceştia ajunge să fie depăşit de cele mai recente descoperiri înainte de publicare.

Această carte nu este un ghid medical sau de nutriţie. Ea nu reprezintă nici o sursă exclusivă de informaţii despre salvestroli. Cei care au nevoie de asistenţă în chestiuni medicale sau de nutriţie trebuie să consulte un specialist. Această carte nu trebuie utilizată pentru diagnosticarea vreunei afecţiuni.

S-au depus eforturi pentru a pune la dispoziţie informaţii complete, precise şi actualizate. Cu toate acestea, este posibil să apară atât erori de tipărire cât şi de conţinut. Sfătuim cititorul să folosească această carte ca un ghid general pentru propria lui cercetare.

Autorul şi deţinătorul dreptului de copyright nu pot fi traşi la răspundere de nicio entitate sau persoană cu privire la orice pierdere provocată sau presupusă, direct sau indirect, de conceptele sau informaţia prezentate în această carte.

PREFAȚĂ

Ar trebui să încep prin a lămuri câteva lucruri imediat. Nu sunt medic. Glorioasa mea carieră de medic s-a sfârșit brusc pe când aveam cinci ani și am fost prins practicând medicina fără autorizație în garajul părinților mei. În apărarea mea, trebuie să menționez că pacientul se bucura de o stare excelentă de sănătate sub îngrijirea mea, dar la vremea respectivă nu era nimeni dispus să asculte vocea rațiunii.

De fapt, lucrez în industria software, mai precis în domeniul inteligenței artificiale pentru medicina de laborator – adică echipamente software care îi asistă pe medici să se alinieze la cele mai bune practici și la expertiza din patologia clinică atunci când comandă și interpretează analizele de laborator pentru pacienți. Software care traduce informațiile specializate de patologie din cifrele de laborator în îngrijirea pacientului. Călătoresc des în Marea Britanie prin natura profesiei, căci tocmai Ministerele Sănătății din țările europene sunt interesate de eficiența economică și medicală a unor astfel de sisteme. De asemenea, profesia mea presupune să petrec mult timp citind literatură medicală și știri în general, și pe cele din Marea Britanie în particular.

Pe când mă aflam în Marea Britanie, în iulie 2001, am dat peste o știre care m-a intrigat în mod deosebit: BBC News Health, vineri, 27 iulie, 2001, 17:09 GMT 18:09 UK,

Cancer drug raises hopes of cure/ rom. „Un medicament promiţător pentru tratarea cancerului", http://news.bbc.co.uk/1/hi/health/1460757.stm. Tatăl meu murise de cancer cu câteva luni în urmă, aşa că încă mai eram sensibil la orice ar fi reprezentat o speranţă pentru cei care suferă de cancer.

Articolul evidenţia munca unui chimist englez, Prof. Gerry Potter. Lucrarea era diferită de majoritatea articolelor pe care le citisem în domeniul cercetării cancerului, aşa că am căutat referinţe suplimentare despre activitatea lui. Şi aşa am ajuns, bineînţeles, la colaboratorul lui, Prof. Dan Burke. Cercetarea celor doi profesori era fascinantă; la ei, mai mult decât tot ce văzusem înainte, mi s-a părut mult mai tangibilă speranţa pentru viitorul bolnavilor de cancer.

Am vrut să-l contactez pe Prof. Potter ca să aflu mai multe despre munca sa. Cu această ocazie am avut norocul să-i cunosc şi pe Prof. Dan Burke, Anthony Daniels şi mulţi alţi membri ai echipei. Prieteniile pe care le-am legat m-au ajutat să le urmăresc îndeaproape succesiunea extrem de rapidă a activităţilor de cercetare.

Această cercetare a deschis posibilitatea de a explica la nivel molecular legătura dintre hrană şi cancer, cu implicaţii evidente pentru cei care deja au cancer sau prezintă risc de cancer. Însă munca acestei echipe nu este foarte cunoscută în afara Marii Britanii şi, în general, în afara mediului universitar. Această carte se vrea o încercare de a aduce această cercetare în faţa publicului într-o manieră succintă şi uşor de înţeles. Eu sper să fiu în stare să împărtăşesc cititorului din entuziasmul meu pentru această cercetare şi, mai ales, să transmit măcar o parte din cunoştinţele care îmi justifică entuziasmul.

MULȚUMIRI

Doresc să transmit mulțumiri lui Lorna Hancock de la Health Action Network Society pentru fotografiile cu Prof. Gerry Potter, Prof. Dan Burke și Anthony Daniels.

Mulțumesc și lui Doug Robb pentru povestea cu mânăstirea.

De asemenea, mulțumesc lui Gerry Potter, Dan Burke, Anthony Daniels și Health Action Network Society pentru mediatizarea cercetării lor în Canada prin seria de prelegeri și înregistrări pe DVD.

Mulțumesc lui Iraida Garcia și Mikel Iturrioz pentru traducerea acestei cărți în limba spaniolă. Iraida vorbește acum fluent în limbile spaniolă, engleză și canadiană!

Doresc să mulțumesc lui Isabelle Eini, Kathy Thammavong, Ian Morrison, Cassandra Miller, Mike Wakeman, Katolen Yardley, Graham Boyes, Catherine Dooner, Frances Fuller, Luke Daniels, Helen Bailey, Robbie Wood, Darragh Hammond, Dominic Galvin, David Vousden, Tommy & Irene Kobberrskov, Kevin Coyne, Jim Stott și Mikel Iturrioz pentru contribuțiile lor valoroase în diverse etape de scriere a acestei cărți.

Calde mulțumiri lui Gerry Potter pentru că a fost amabil și mi-a permis să reproduc aici „Dieta roșie și verde" și Figurile 1 și 2. Mulțumiri lui Dan Burke pentru permisiunea de a reproduce figura despre creșterea tăcută a cancerului (Figura 3), și mulțumiri lui Anthony Daniels de la Nature's Defence pentru permisiunea de a reproduce aici unele rețete din „Salvestrol Rich Recipes".

Mulțumiri speciale lui Bev, Meg și Sam pentru sprijinul neobosit, încurajare și păreri pe parcursul întregului proces.

Mănâncă-ți legumele.

❖ MAMA (LA DIVERSE DATE)

CUPRINS

1.

INTRODUCERE

Cancerul este cel mai mare eșec al medicinei secolului al XX-lea... iar tratamentele convenționale care sunt acum disponibile vor continua să fie și în viitor. Dar biologia moleculară, noul proiect al genomului uman, a revoluționat totul. Soluția sunt țintele – molecule care sunt prezente în celulele canceroase și aproape (sau complet) absente în celulele normale. Odată ce ai o astfel de țintă sau marker tumoral, poți să formulezi tratamentul.

❖ PROF. DAN BURKE

Cărțile despre cancer încep de obicei cu afirmații și statistici despre prevalența bolii și ratele de incidență deosebite pentru cele mai frecvente tipuri de cancer. Se relatează adesea despre rate de supraviețuire de cinci ani și despre miliardele de dolari direcționați către cercetare de la toate maratoanele de caritate.

Acum nu mai avem nevoie să citim despre asemenea lucruri. Cancerul a devenit o parte a existenței noastre cotidiene. Vedem la televizor reclame la asociații caritabile pentru cancer și în majoritatea orașelor se găsesc acum superbe clădiri noi special proiectate pentru persoane care au cumva de-a face cu cancerul. Bănuiesc că, în lumea dezvoltată, mai toți adulții au văzut cum cineva apropiat, o rudă sau cunoștință, suferă sau moare de cancer. Cei mai mulți, tineri sau bătrâni, poate chiar au trecut prin asemenea experiențe de mai multe ori. Așa ajungem să știm cam cât mai au de trăit prietenii și membrii familiei din momentul când primesc diagnosticul de cancer.

Când stați de vorbă cu prietenii la terenul de joacă al școlii, la fotbal, la clubul de echitație sau la sala de box, dacă pomeniți ceva de cancer o să vedeți cum încep să curgă poveștile:

„Acum ceva timp în urmă, o mămică din cartierul nostru a început să se simtă rău. S-a dus la doctor și după câteva analize a fost diagnosticată cu cancer. A murit în perioada de chimioterapie și radioterapie la trei săptămâni după diagnostic! Avea doar 43 de ani!

„Și un bun prieten de-al meu tocmai a murit de cancer. A făcut chimioterapie și o operație amplă pentru cancer la rinichi și i s-a zis că totul era în ordine. Ca să sărbătorească, au decis să conceapă al doilea copil. Când s-a dus să o vadă pe șefa secției de oncologie renală i-a spus cum chirurgul i-a zis că extirpase totul și nu înțelegea acum de ce mai trebuie să vină la spital. Ea a râs și i-a zis „ai să te întorci aici în mai puțin de un an cu cancer de os și de la asta ai să mori". El a murit de cancer la os înainte să se nască al doilea copil! Tot timpul când vorbea despre şefa de la oncologie renală îi zicea Doamna cu Coasa de la vorbele alea."

„Asta îmi aminteşte de prietena mea. I s-a spus că are limfom. A făcut multă chimioterapie, o cură completă de radiaţii şi un transplant de măduvă. I s-a spus că totul este bine. Familia a dat o petrecere mare. La vreo săptămână după petrecere a fost diagnosticată cu tumori multiple pe tractul digestiv şi a murit la câteva luni."

„Tatăl meu a murit de cancer. S-a internat la geriatrie fiindcă credea că trebuie să facă recuperare ca să-şi îmbunătăţească mobilitatea. Atunci când corpul n-a reacţionat la tratament au descoperit că are cancer la plămân şi la spate. I-au făcut radioterapie pentru tumoarea din vertebre dar nu i-au spus înainte că tumoarea o să crească la început şi abia apoi o să scadă. Când tumoarea s-a mărit de la radiaţii, durerea de la vertebrele care pocneau era atât de mare încât a trebuit să primească doze mari de morfină. A murit câteva săptămâni mai târziu."

[Aceste poveşti vin de la prieteni şi membri ai familiei. Aici au fost modificate şi adaptate pentru a fi mai uşor de citit şi pentru a proteja anonimatul.]

Nu trebuie să mai auzim şi poveşti despre femei care fac cancer de sân, bărbaţi cu cancer de prostată sau oameni cu cancer de tract digestiv pentru că le cunoaştem deja. Am fost să-i vedem la spital şi la înmormântări. I-am vizitat la spital şi la mormânt şi pe cei cu tumori pe creier, leucemie, cancer ovarian şi orice alt tip de cancer. Poveştile lor fac parte din conversaţie în timp ce ne uităm la copii cum joacă fotbal, hochei sau altceva. Poveştile lor ne lasă cu impresia că dacă factorii care declanşează cancerul ar lua cu asalt aviaţia, puţini călători ar mai ajunge la destinaţie, iar mâncarea ar fi mai rea!

În timpul unei asemenea conversaţii am auzit o poveste foarte diferită despre cancer. Tipul cu care vorbeam se pricepea la poveşti, iar aceasta era cu siguranţă autentică. Unii oameni au o viaţă din aceea care generează poveşti interesante, dar de un gen aparte:

„Acum mulţi ani, înainte să avem toţi copiii, vreo doi prieteni şi cu mine ne-am dus în Orient pentru distracţie, femei şi aventură. Unul dintre amici s-a îndrăgostit de Orient, a rămas în urmă şi şi-a găsit o slujbă în Hong Kong. Acolo a continuat să caute distracţie, femei şi aventură încă mult timp după ce celălalt prieten şi cu mine ne-am întors acasă, ne-am căsătorit şi am avut copii. Avea viaţa pe care o invidiază mulţi tineri. Făcea bani frumoşi, avea multe prietene, barmanii şi chelnerii din cele mai diverse locuri îl cunoşteau şi călătorea mult. Filozofia lui era să faci bani şi să te bucuri de ei, iar mie chiar îmi părea bine că era cineva care chiar are parte de o asemenea viaţă.

La un moment dat, prietenul meu a început să se simtă rău şi ştia că nu e doar o mahmureală. S-a dus la doctor şi, după nişte analize amănunţite, i s-a spus că are cancer avansat, în stadiu terminal, şi că ar fi cazul să-şi aranjeze treburile – alte treburi decât cele cu care era el obişnuit...

Cu vestea asta, amicul meu s-a gândit „la naiba, uite că mor şi n-am apucat măcar vârsta la care să încep să mă gândesc la moarte, moştenire sau spiritualitate. Trebuie să las totul deoparte şi să găsesc un loc unde să mă gandesc în linişte". [Dacă vreodată o să se facă un film despre viaţa acestui om, cred că Hugh Grant ar fi cel mai potrivit pentru rolul principal!]

Cunoscând stilul de viață al amicului meu, el a făcut o alegere care nu-i stătea în fire. El știa că Răsăritul e plin de mânăstiri și s-a gândit că acestea trebuie să fie locuri cu pace unde poți să-ți aduni gândurile, așa că a pornit-o în căutarea unei mânăstiri. A găsit una, le-a spus despre situația lui și le-a cerut să-l lase să stea acolo o vreme ca să se gândească la situația lui și la viață în general.

Călugării l-au primit dar au insistat ca el să mănânce exact ceea ce îi dădeau ei. Călugării l-au pus la un regim care consta aproape exclusiv din fructe și sucuri de fructe, zilnic și din abundență. Un an și jumătate mai târziu el ieșea din mânăstire complet vindecat!"

Trebuie să recunoașteți că povestea asta despre cancer este mai bună decât cele dinainte! O poveste optimistă – în sfârșit!

Probabil vă gândiți „cum se poate asta? Cum este posibil ca o dietă să facă o schimbare așa de mare în sănătatea acestui om? Cum de au știut călugării aceia ce să-i dea?"

În capitolele care urmează voi descrie descoperirile a doi cercetători în domeniul cancerului, un farmacolog și un chimist, care dezvăluie secretul din povestea cu mânăstirea. Voi descrie fiecare dintre descoperiri pe larg și voi arăta cum converg ele pentru a forma o teorie nutriționistă despre prevenirea și tratarea cancerului care ne este tuturor la îndemână. Această teorie arată un mecanism care explică legătura dintre hrană și cancer. Fac asta deoarece sunt convins că pe măsură ce din ce în ce mai mulți oameni află despre aceste descoperiri, vom începe să vedem din ce în ce mai multe povești cu final fericit, cum e povestea cu mânăstirea, și din ce în ce mai puține povești cum vedem acum în mod obișnuit.

Până la finalul cărții sper că veți înțelege cum de au făcut acei călugări exact ceea ce trebuia pentru acel om și cum explică știința felul în care regimul impus de ei a putut trata cancerul. Sper că veți putea apoi să faceți anumite schimbări sănătoase în felul în care vă hrăniți fără să trebuiască să mergeți la mânăstire!

Pentru început vă voi face cunoștință cu cei doi savanți principali: dl. Profesor Gerry Potter și dl. Profesor Dan Burke.

PROF. GERRY POTTER

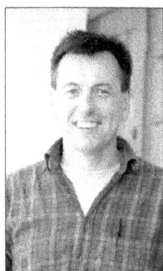

Gerry Potter este profesor de chimie farmaceutică la Facultatea de Farmacie din cadrul Universității De Montfort din Leicester, Marea Britanie. Aici el coordonează Grupul de Cercetare a Medicamentelor Anticanceroase, un grup care se ocupă cu dezvoltarea și descoperirea agenților tumorali selectivi pentru siguranța tratamentului cancerului.

Prof. Potter a avut prima sa întâlnire cu cancerul la vârsta de patru ani. Mătușa lui a murit de cancer, iar această experiență avea să-i marcheze profund viitoarea carieră.

A studiat chimia în facultate, iar una dintre lucrările sale de an terminal a fost despre agenții anticancer. Apoi, la Universitatea din Manchester, a studiat enzimele citocromului P450. Și-a luat doctoratul în chimie farmaceutică la Institutul de Cercetare a Cancerului din University of London. În anul terminal al școlii doctorale

Prof. Potter a primit premiul SmithKlineBeecham Prize pentru studiul său „Chiralitatea în formularea și sinteza medicamentelor".

Cu diploma de doctor în mână, dl. Potter a continuat să lucreze, în cadrul Institutului de Cercetare a Cancerului, la formularea și sinteza medicamentelor selective pentru cancerul de sân și prostată. Medicamentul său pentru cancer de prostată, **acetat Abiraterone**, a fost recent autorizat ca tratament de ultimă intenţie pentru cancerul de prostată (în acest moment este deosebit de dificil să se obţină autorizaţia ca medicament de primă intenţie indiferent de performanţa lui). Acest medicament este de fapt un inhibitor enzimatic și nu o formă de chimioterapie. CYP 17 este o enzimă umană implicată în biosinteza androgenului și estrogenului. Abiraterone inhibă această enzimă prin blocare biosinteza ei. Abiraterone se află acum în ultimele faze de studii clinice, iar până acum rezultatele sunt excelente (*Attart et. Al., 2009*).

Această activitate l-a propulsat spre Cambridge, unde a continuat să dezvolte agenţi anticanceroși chirali (compuși care au componenta dreaptă diferită de cea stângă). Pe când se afla la Cambridge, a primit Premiul pentru inovaţie industrială din partea Royal Society of Chemistry. La nici un an de la acest premiu, i s-a oferit postul de profesor la Universitatea De Montfort. Prof Potter a primit recent cel de-al treilea Premiu al Royal Society of Chemistry pentru inovaţie industrială, pentru formularea și dezvoltarea medicamentului **acetat Abiraterone**. El este singurul savant căruia i s-a decernat acest premiu de mai multe ori (*Schaefer, B. 2012*).

Această experiență cumulativă indica o serie de dez-
avantaje ale agenților anticanceroşi existenți, ceea ce
l-a ajutat să-şi formuleze o temă centrală a cercetării
sale. Agenții anti-cancer convenționali sunt în general
toxici, adică nu acționează în mod selectiv. După cum
arată Stellman şi Zoloth din literatura de specialitate
despre agenții chemoterapeutici ca riscuri ocupaționale.
„Însă nu se cunoaşte exact toxicitatea celor mai mulți
agenți chemoterapeutici pentru cancer." (*Stellman, JM;
Zoloth, SR, 1986*). Majoritatea lor sunt la fel de toxici şi
pentru țesuturile sănătoase, şi pentru cele canceroase (de
exemplu, Methotrexate) (*Potter, G., 2005*). Unii sunt mai
toxici pentru țesuturile sănătoase decât pentru cele can-
ceroase (de exemplu, Taxol, Doxorubicin, 5-Fluorouracil)
(*Potter, G., 2005*). Iar alții sunt promotori de tumori can-
ceroase (de exemplu Chlorambucil, Melphalan), în timp
ce alții sunt atât cancerigeni cât şi mutageni, ceea ce
poate induce unele tipuri de cancer secundar foarte
agresive (*Potter, G., 2005*). Într-adevăr, studiile despre
riscurile de sănătate ale expunerii ocupaționale la medi-
camente antineoplazice arată că există un risc ridicat de
cancer în rândul personalului medical expus la aceste
medicamente, precum şi o incidență crescută de avorturi
spontane şi malformații la copiii asistentelor medicale
care lucrează în secții de oncologie (*Sorsa, et al., 1985;
Skov, et al., 1990: Skov, et al., 1992*).

Prof. Potter este autorul a peste 60 de lucrări de cer-
cetare. Aceste studii au contribuit la patentarea a 20 de
agenți anticanceroşi. O preocupare centrală în cerceta-
rea sa este căutatea unor agenți anticanceroşi selectivi
şi inofensivi pentru țesutul sănătos. Pornind de la

această cercetare, Prof. Potter a continuat recent să caute agenți anticanceroși naturali care să fie selectivi, eficace și fără efecte secundare. Tocmai această etapă recentă a cercetării stă la baza conceptului de Salvestrol, subiectul acestei cărți.

PROF. DAN BURKE

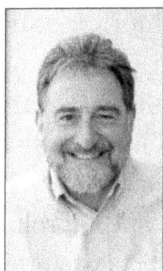

Dan Burke este Profesor Emerit de metabolism farmaceutic, după ce s-a retras recent din funcția de decan al Facultății de Științe la Universitatea Sunderland. Astăzi el conduce Departamentul de Cercetare al companiei Nature's Defence (UK) Ltd. din Syston, Leicester, Marea Britanie.

Prof. Burke și-a dedicat cariera studiului cancerului: cauzele, depistarea, prevenirea și tratamentul.

El a studiat biochimia la University of London, unde a terminat șef de promoție. Această poziție i-a câștigat un loc la școala doctorală a Universității din Surrey unde a studiat metabolismul medicamentelor.

În anii 1970, Prof. Burke a inventat un set de analize biochimice cunoscute sub numele de testele EROD (etoxiresorufin-O-deetilază). Aceste teste sunt cea mai bună metodă de cuantificare a activității enzimelor CYP, iar Prof. Burke este părintele acestei ramuri de cercetare. Testele EROD sunt instrumente fundamentale folosite în lumea întreagă în industrie și cercetare pentru a facilita investigațiile științifice.

Prof. Burke a predat la Facultatea de Medicină din cadrul Aberdeen University timp de aproape douăzeci de ani. Aici i s-a oferit postul de profesor şi a devenit recunoscut ca expert în metabolismul, toxicitatea şi interacţiunile medicamentelor şi ale substanţelor chimice ajunse în mediul înconjurător. Specialitatea sa este sistemul enzimatic al citocromului P450. Echipa sa de cercetare a descoperit că enzima CYP1B1 este intrinsecă celulelor canceroase dar absentă în ţesutul sănătos. Această descoperire a încurajat noi cercetări în depistarea cancerului, dezvoltarea unor medicamente noi şi a vaccinurilor anticanceroase în lumea întreagă.

De la Aberdeen a venit ca decan al Facultăţii de farmacie la Universitatea De Montfort. Aici, Prof. Burke şi-a extins domeniul de cercetare către metabolismul, toxicitatea şi interacţiunile compuşilor naturali, în special rolul pe care enzimele citocromului P450 îl joacă în aceste procese.

Prof. Burke este autorul a peste 200 de publicaţii care acoperă o carieră academică de peste 35 de ani. Activitatea de pionierat a Prof. Burke în ceea ce priveşte enzima CYP1B1 a contribuit la dezvoltarea conceptului de Salvestrol.

2.

DESCOPERIREA UNUI MARKER UNIVERSAL DE CANCER

Cei care spun că nu se poate face un anumit lucru nu trebuie să-i întrerupă pe cei care îl fac.

❖ GEORGE BERNARD SHAW

Dezvoltarea unor tratamente anticanceroase noi şi descoperirea unor noi markeri de cancer se limitează prea adesea la anumite tipuri de cancer. Am auzit cu toţii de descoperirea unor tratamente noi pentru cancerul de sân, cancerul de prostată şi alte asemenea. Echipele de cercetători se dedică unui singur tip de cancer şi, pe măsură ce curg finanţările, se deschid centre de cercetare dedicate unor tipuri specifice de cancer.

În acest context, „Sfântul Graal" al cercetării din domeniul cancerului are două ţeluri. Unul este să se găsească o singură ţintă pentru intervenţia terapeutică valabilă pentru o diversitate de tipuri de cancer indiferent de originea lor oncogenică şi indiferent de stadiu – de la displazie la metastază. În al doilea rând, să se găsească un singur marker pentru a detecta şi urmări progresia sau retragerea cancerului. Până în ziua de azi, acest „Sfânt Graal" al cancerului a rămas la fel de ascuns ca şi Graalul biblic.

Enzimele citocromului P450, cunoscute şi ca enzime CYP, au devenit subiectul unei cercetări din ce în ce mai intense în ultimii zece ani. În prezent, au fost identificate la om 57 de gene P450 şi 29 de pseudogene (*McFadyen MCE, et al., 2004*). În alte organisme, ele sunt mult mai numeroase.

Enzimele citocromului P450 sunt o multitudine de enzime care există în natură. Până în prezent s-au identificat aproximativ 3800 din aceste enzime. Ele există la oameni, mamifere, peşti, plante, ciuperci, bacterii etc. Cercetătorii cancerului sunt interesaţi de cele 57 de enzime ale citocromului P450 care există la om.

Aceste enzime utilizează fierul din structura lor pentru a oxida diverşi compuşi care intră în corp. Din această cauză ele mai sunt numite şi hemoproteine. Tocmai această acţiune de oxidare sau hidroxilare ajută aceste enzime să facă multe medicamente şi toxine solubile în apă. În istoria speciei umane, aceste enzime CYP i-au ajutat pe strămoşii noştri să elimine toxinele naturale din corp. În prezent, mai ales această solubilitate în apă ne ajută să eliminăm medicamentele şi substanţele toxice din corp. Acest metabolism al medicamentelor şi toxinelor prin enzimele CYP a atras atenţia cercetătorilor din toată lumea. Într-adevăr, fără enzimele CYP am ajunge să ne intoxicăm şi cu medicamente, şi cu toxine în egală măsură, printr-un fenomen asemănător supradozajului.

O anumită enzimă CYP are o altă proprietate, diferită de metabolismul medicamentelor şi toxinelor – o proprietate cu implicaţii enorme în cercetarea cancerului. Enzima CYP1B1 se distinge de celelalte enzime CYP prin faptul că este prezentă în celulele canceroase şi absentă în ţesuturile sănătoase.

Acum abia un deceniu, o echipă de cercetători de la Departamentul de Patologie al Universităţii Aberdeen (Scoţia), sub îndrumarea Prof. Dan Burke, raporta că CYP1B1 este prezentă în sarcoamele de ţesut moale (*Murray GI., et al., 1993*), dar lipseşte în ţesutul sănătos. Aceasta era o descoperire interesantă, însă a mai durat câţiva ani până să atragă atenţia comunităţii internaţionale şi să o convingă de importanţa CYP1B1.

În 1995, echipa a raportat că CYP1B1 s-a găsit în tumorile canceroase de sân (*McKay J., et al. 1995*). În 1997, echipa Prof. Burke a raportat că CYP1B1 este prezentă într-o gamă largă de tumori inclusiv cancerul de sân, colon, plămân, esofag, piele, noduli limfatici, creier şi testicul fără să fie prezentă în ţesutul sănătos (*Murray GI., et al., 1997*). Dată fiind această prevalenţă, cercetătorii au continuat să testeze celulele canceroase pentru prezenţa enzimei CYP1B1. Aceasta a apărut în toate cancerele care au fost analizate până acum şi se distinge prin faptul că este prezentă în celulele canceroase şi absentă în ţesutul sănătos.

Aceste rezultate combinate indică faptul că CYP1B1 ar putea fi în acelaşi timp o ţintă universală pentru intervenţia terapeutică şi un marker universal pentru detectarea cancerului şi monitorizarea progresiei sau declinului cancerului. Oricât de incredibilă ar fi această descoperire, mai sunt nişte lucruri de spus despre CYP1B1.

În afară de faptul că enzima CYP1B1 apare în toate tipurile de cancer testate până în prezent, ea este prezentă în toate stadiile de cancer, de la celule displazice precanceroase la celule canceroase primare şi metastaze ale aceloraşi celule canceroase (*McFadyen MCE., et al., 2001, Gibson, P. et al., 2003*). Acest lucru face ca enzima CYP1B1 să fie într-adevăr o proprietate intrinsecă a celulelor canceroase. (Vezi Anexa 1 pentru o listă parţială de tipuri de cancer cu CYP1B1 citată în literatura ştiinţifică).

Această proprietate a CYP1B1 reprezintă aflarea „Sfântului Graal" din cercetarea cancerului. CYP1B1 pune bazele intervenţiei terapeutice cu spectru larg, de la prevenirea cancerului până la tratamentul stadiilor avansate, al metastazelor, precum şi monitorizarea progresiei şi declinului cancerului.

COLORAREA IMUNOHISTOCHIMICĂ PENTRU CYP1B1

Testarea celulelor pentru prezenţa CYP1B1 sau compararea nivelelor de CYP1B1 în diverse tipuri de cancer se face prin colorare imunohistochimică pentru CYP1B1.

Se recoltează o mostră de ţesut uman, fie prin biopsie, fie prin îndepărtarea chirurgicală a unei tumori. În general, savanţii apelează la serviciile băncilor de ţesuturi pentru a obţine aceste mostre. Apoi, odată mostra obţinută, primul pas este fixarea ei. Este un proces la finalul căruia mostra devine solidă. Prin adăugarea de ceară sau un alt agent solidificator se pot obține felii foarte subțiri (microtomuri) pentru examinarea microscopică.

Odată fixat, se obține un microtom care se tratează cu un anticorp împotriva CYP1B1. Anticorpul va adera la CYP1B1 dar nu va adera la celule care nu prezintă CYP1B1. Apoi se prepară un al doilea anticorp cu colorație neagră sau maro. Al doilea anticorp este de fapt un anticorp împotriva celui dintâi (anticorpul împotriva CYP1B1). Apoi mostra este tratată cu acest al doilea anticorp colorat. Anticorpul colorat aderă la anticorpul CYP1B1, care la rândul său aderă la enzima CYP1B1. În aceste două etape enzimele CYP1B1 sunt colorate în negru sau maro (în funcție de colorantul folosit). Microtomul este apoi preparat cu o culoare violetă care colorează celulele sănătoase pentru a accentua contrastul.

La examinarea microscopică a microtomului se observă o mulțime de celule negre/maro și celule colorate violet. Aceasta creează un contrast vizual care îl ajută pe cercetător să vadă atât prezența enzimei CYP1B1 cât și gradul expresiei ei. Acest proces le-a permis savanților să afirme că enzima CYP1B1 este prezentă în toate stadiile cancerului și în toate tipurile care au fost testate, dar nu apare în țesuturile sănătoase.

În prezent, nu se poate obține de pe piață un test de sânge pentru detectarea CYP1B1 deși se fac eforturi pentru realizarea unui test minim invaziv care va fi descris într-un capitol ulterior.

CYP1B1: PROBLEMĂ SAU SOLUȚIE?

Odată descoperită CYP1B1, apare firesc întrebarea „această proprietate intrinsecă a celulelor canceroase face parte din problemă sau din soluție?" Într-o încercare de a trata această chestiune, echipe de cercetători au început investigarea activității metabolice a CYP1B1 și au ajuns la o gamă variată de răspunsuri surpinzătoare.

În primul rând, s-a descoperit că CYP1B1 metabolizează agenții anticancerosi precum Docetaxel, Tegafur și Flutamide (*Rochat B., et al., 2001; Michael M., et al., 2005*). Mai mult, McFayden et al. au arătat că Docetaxel, Ellipticine, Mitoxantrone și Tamoxifen sunt inactivați de CYP1B1 (*McFadyen MCE, et al., 2004*). Acești agenți citotoxici nu țintesc cu acuratețe celulele canceroase, cu alte cuvinte le lipsește selectivitatea. Având în vedere acest lucru, la o primă utilizare, ei sunt mai toxici pentru țesuturile sănătoase decât pentru cele canceroase până când CYP1B1 este copleșită de doza agentului citotoxic. Nu asta îți dorești când obiectivul este să omori celulele canceroase. În lumina acestor descoperiri, inhibitorii enzimei CYP1B1 sunt adesea administrați înaintea agenților anticancerosi care sunt dezactivați de CYP1B1.

O altă arie de cercetare este conversia estradiolului în 4-hidroxiestradiol. Această conversie este catalizată de CYP1B1 (*Hayes, CI, et al., 1996*). Un motiv de îngrijorare sunt proprietățile carcinogene și mutagene ale 4-hidroxiestradiol-ului (*Zhao Z, et al., 2006*). Aceasta a dus la ipoteza că CYP1B1 și polimorfismele ei ar putea explica diferențele individuale în ceea ce privește riscul de cancer mamar (*Hanna IH, et al., 2000*). Dat fiind că CYP1B1 este o proprietate intrinsecă a celuleor canceroase şi nu a celor sănătoase, s-a arătat că dacă CYP1B1 trebuie să facă parte din tratamentul cancerului mamar, ea ar trebui să fie folosită pentru metabolismul intratumoral al estradiolului (*McFadyen MCE, et al., 1999*) şi nu ca un agent cauzal. Acest lucru ar scoate CYP1B1 din discuţia despre riscul de cancer mamar fiindcă odată ce enzima CYP1B1 este detectabilă, cancerul este instalat.

S-a arătat şi că CYP1B1 activează o gamă largă de procarcinogeni în carcinogeni din mediul înconjurător (*Shimada, T. et al., 1996*). Pentru fumători în special, s-a descoperit că enzima CYP1B1 poate converti procarcinogenii din fumul de ţigară, inclusiv benzo[*a*]pyrene (B[*a*]P), în carcinogeni. În plus, fumul de ţigară induce apariţia CYP1B1 în tractul aero-digestiv, pe limbă, esofag, colon şi plămân. Acest fapt i-a făcut pe cercetători să presupună că inducţia CYP1B1 prin fumul de ţigară poate amplifica efectele mutagene ale agenţilor carcinogeni din fum (*Port, J. et al., 2004*). În contrast cu aceste rezultate, monoxidul de carbon este un inhibitor de CYP1B1. Aşa că este firească presupunerea că rezultatele din practică ar putea fi total diferite de cele obţinute pe cale experimentală în laborator.

Metabolismul agenţilor anticanceroşi şi activarea procarcinogenilor în carcinogeni explică poate de ce CYP1B1 este privită cu suspiciune. Ea este o componentă intrinsecă a tuturor celulelor canceroase, diminuează activitatea diverşilor agenţi anticanceroşi şi poate transforma procarcinogenii în carcinogeni. Acest ultim fapt este îngrijorător, dar trebuie să ne aducem aminte că CYP1B1 nu depăşeşte graniţele celulelor canceroase.

Trebuie să punem întrebarea „cât de rău poate să fie dacă un agent carcinogen este creat în interiorul unei celule canceroase?" Celula este deja canceroasă! Ar fi mai rezonabil să ne concentrăm asupra a ceea ce poate preveni cancerul de la început.

Înainte să concluzionăm că CYP1B1 este parte a problemei trebuie să ne întrebăm de ce există CYP1B1. Această enzimă există de milenii (a fost depistată la mamifere care trăiau acum 150 milioane de ani), deci ce rol are această enzimă în supraviețuire? Care este rolul CYP1B1?

Ar fi exagerat să credem că CYP1B1 a stat la pândă în tot acest timp așteptând ca oamenii să se apuce de fumat! Este la fel de exagerat să credem că i-a așteptat pe oameni să inventeze chimioterapiile ca să le inactiveze. La fel este și idea că CYP1B1 ne-a așteptat liniștită să inventăm și să ingerăm procarcinogenii ca să-i poată transforma în carcinogeni. Ce are asta de-a face cu supraviețuirea? Longevitatea evoluționară a acestei enzime indică mai degrabă că a contribuit la supraviețuire în loc să ne distrugă. De ce altceva ar putea să existe?

Cei care cred că CYP1B1 este parte a problemei fac aceeași eroare de raționament ca și cei care ne fac să credem că polițiștii sunt cauza infracțiunilor pentru că ei sunt mereu prezenți la locul faptei (*Potter G, 2005*).

Poate că aceste descoperiri sunt efecte secundare la faptul că enzima CYP1B1 este activă astăzi într-o eră a substanțelor industriale, farmaceutice sau din mediul înconjurător. Poate că funcția ei reală este mult mai importantă pentru supraviețuirea speciei umane. Pentru a înțelege aceasta trebuie să privim problema dintr-o cu totul altă perspectivă.

3.

STILSERENE: UN PROMEDICAMENT ȚINTIT CĂTRE CYP1B1

Funcționează, știu că funcționează. Este frustrant că nu putem să ne mișcăm mai repede, dar vom reuși. Chiar cred asta.

❖ PROF. GERRY POTTER

La Grupul de Cercetare a Medicamentelor pentru Cancer de la Universitatea De Montfort din Leicester, Marea Britanie, Prof. Potter a abordat problema enzimei CYP1B1 dintr-o altă perspectivă. Prof. Potter predă chimie farmaceutică la Facultatea de Farmacie a Universității De Monfort. Întâmplarea a făcut că, în perioada cât Prof. Burke era decanul Facultății de Farmacie, Prof. Potter era directorul Grupului de Cercetare a Medicamentelor pentru Cancer (Cancer Drug Discovery Group).

Prof. Potter formulase deja cu succes un inhibitor, **Abiraterone acetate**, pentru enzima citocromului P450, CYP17 când Prof. Burke i-a descris enzima CYP1B1. Potter a văzut imediat specificitatea acestei enzime ca țintă pentru dezvoltarea unor terapii pentru cancer, terapii care la început ar fi benigne până când sunt activate prin reacție enzimatică – adică promedicamente.

Auzind de caracteristicile acțiunii de hidroxilare a CYP1B1 asupra estradiolului, Prof. Potter a început să formuleze o abordare de obținere a unui asemnea promedicament. Într-o săptămână avea formulate două promedicamente diferite care puteau, teoretic, să fie activate de CYP1B1. El s-a oprit la unul din ele pentru dezvoltare și a reușit să formuleze compusul.

Spre deosebire de chimioterapia convențională, acest compus era proiectat să fie benign la intrarea în corpul uman și țintit doar spre CYP1B1, prin urmare țintit total către celulele canceroase. Compusul, denumit „Stilserene", este metabolizat de enzima CYP1B1 pentru a produce un metabolit în interiorul celulei canceroase care induce apoptoza (moartea programată a celulei) în timp ce lasă țesutul sănătos intact – deci fără efecte secundare (*Potter G. et al., 2001*)!

Testele de laborator pentru Stilserene au demonstrate că este eficient în inducerea morții celulei în 95 % din celulele canceroase testate. Acest test a inclus și tipuri de cancer rezistente la alte tratamente. Celulele de cancer de stomac, colon, plămân, sân și creier au fost toate distruse de Stilserene fără să atingă în vreun fel țesutul sănătos.

Acest rezultat reprezintă o diferență uriașă față de rezultatele chimioterapiei tradiționale. Chimioterapia traditională este de obicei la fel de toxică pentru țesutul sănătos ca și pentru cel canceros. În cel mai fericit caz, poate fi de două ori mai toxică pentru țesutul canceros decât pentru cel sănătos. Prin comparație, Stilserene s-a dovedit a fi de peste 4304 ori mai toxic pentru celulele canceroase decât pentru țesutul sănătos, iar toxicitatea lui este limitată la celula canceroasă.

Stilserene deschide calea pentru o nouă eră de intervenție în cancer – terapii anticanceroase cu spectru larg de aplicație fără efecte secundare debilitante. În lumina acestor rezultate, Prof. Potter a fost auzit spunând „Niciodată nu am crezut despre cancer că este o boală vindecabilă. Acum, după ce am făcut aceste descoperiri, cred că se poate vindeca." (BBC, 2001)

Pe măsură ce se afla de acest nou medicament, Prof. Potter a primit o avalanșă de cereri de ajutor din toate colțurile lumii. Un exemplu din miile de scrisori și mesaje email primite a fost publicat în ziarul local.

„Sunteți singura noastră speranță, spune o scrisoare tipărită îngrijit, cu adresă din Bulgaria. Dacă nu ne ajutați, fiica noastră, frumoasa, jucăușa, năzdrăvana noastră fiică, Lora, va muri." (Leicester Mercury, 2003)

Pe fondul acestor strigăte de ajutor, Grupul de Cercetare a Medicamentelor pentru Cancer a continuat cercetarea. S-a realizat o versiune de Stilserene solubilă în apă, ceea ce a deschis calea pentru producția unei capsule care putea fi administrată oral și digerată ușor.

S-au dezvoltat tehnici de mărire a producției medicamentului. De la câteva cristale mici realizate la început, echipa a reușit să mărească producția la câteva kilograme. Acest lucru a stârnit interesul unor companii suficient de mari ca să susțină financiar studiile clinice necesare și deosebit de scumpe.

Recent, licența pentru Stilserene a fost atribuită unei companii farmaceutice, iar acum se fac pregătirile pentru studiile clinice. Vor mai trece mulți ani până când Stilserene va fi disponibil pentru publicul larg. Leicester Mercury, un cotidian din Leicester care a urmărit munca Prof. Potter, prezice o perioadă cuprinsă între șapte și paisprezece ani până când Stilserene va putea fi cumpărat cu rețetă. Această perioadă este confirmată și de previziunile FDA (Food and Drug Administration, echivalentul american al Agenției Naționale a Medicamentului). Perioada reglementată de FDA poate fi cuprinsă între minim cinci ani, maxim douăzeci de ani și o medie de opt ani și jumătate pentru ca un nou medicament să obțină toate aprobările înainte de a fi disponibil cu rețetă (pentru mai multe informații vă rog să consultați programul de aprobare a unui medicament nou pe site-ul www.fda.gov).

Cu perspectiva acestei durate și cu nenumăratele cereri de ajutor în minte, Prof Potter a spus „Funcționează, știu că funcționează. Este frustrant că nu putem să mergem mai repede, dar vom reuși. Chiar cred asta." (*Leicester Mercury, 2003*)

4.

DESCOPERIREA PROMEDICAMENTELOR ÎMPOTRIVA CANCERULUI BAZATE PE HRANĂ

Niciodată nu am crezut despre cancer că este o boală vindecabilă. Acum, după ce am făcut aceste descoperiri, cred că se poate vindeca.

❖ PROF. GERRY POTER

Experiența despre Stilserene l-a făcut pe Prof Potter să reexamineze rolul CYP1B1. Dacă Stilserene era atât de eficace pentru atât de multe tipuri de cancer, este posibil ca CYP1B1 să fie un mecanism de salvare care vindecă organismul de cancer? Un mecanism de apărare care ne salvează de afecțiuni maligne? Poate că, așa cum arată Prof. Potter, întrebarea nu este „de ce ne îmbolnăvim de cancer?", ci mai degrabă „de ce nu ne îmbolnăvim toți de cancer?" (*Potter, G., 2005*). Dacă CYP1B1 este un mecanism de salvare, atunci poate că acesta este motivul pentru care nu toți ne îmbolnăvim de cancer!

Această idee i-a venit Prof Potter atunci când a observat că structura chimică a Stilserene seamănă foarte mult cu cea a compușilor naturali pe care îi cunoștea. Dacă CYP1B1 ar fi un mecanism de salvare, atunci compușii pe care CYP1B1 îi metabolizează în lupta cu cancerul – la fel cum face cu Stilserene – se găsesc în natură. Mai precis, compușii pe care CYP1B1 îi metabolizează cu aceleași rezultate ca și în cazul Stilserene ar trebui să existe în hrană, deoarece hrana, ca sursă a acestor compuși, oferă materialul de care CYP1B1 are nevoie pentru a elimina cancerul din corp, făcând acest mecanism de apărare viabil.

Această reevaluare a rolului CYP1B1 a dus la căutarea unui compus natural care, în prezența CYP1B1, să se comporte ca un promedicament cu proprietăți anticanceroase. Și aici cercetarea a căpătat o cu totul altă direcție foarte interesantă.

RESVERATROLUL – O ALTĂ POVESTE

Concomitent cu proiectarea și testele pentru Stilserene, se studia cu atenție și ceea ce a devenit cunoscut ca paradoxul francez. Dieta francezilor include multe alimente grase cum sunt brânzeturile, carnea roșie și sosurile grele, și cu toate acestea francezii nu par să aibă colesterolul mărit și nici nu suferă de boli de inimă la fel de mult ca alți vecini europeni. Cercetătorii au descoperit că resveratrolul, un compus natural care se găsește în pielița boabelor de struguri și în vinurile roșii franțuzești, este cheia acestui paradox căci vinul roșu este nelipsit de pe mesele francezilor.

Căutând un compus natural care să se comporte la fel ca Stilserene, Prof. Potter și echipa sa au dat peste resveratrol. S-a demonstrat că resveratrolul previne apariția cancerului (*Jang, M. et al., 1997; Jang, M. et al., 1999*). Mai mult chiar, resveratrolul este un stilben cu o structură chimică asemănătoare cu cea a Stilserene (stilbenii sunt hidrocarburi, $C_{14}H_{12}$, utilizați în producția de vopseluri și estrogeni sintetici). În plus, resveratrolul este un fitoestrogen care seamănă ca structură cu estradiolul. S-a presupus că, dată fiind asemănarea structurală, CYP1B1 ar putea face o hidroxilare aromatică cu resveratrolul la fel cum face cu estradiolul. Dacă această hidroxilare ar avea loc în același punct din structura resveratrolului ca la estradiol, s-ar obține un metabolit foarte benefic (*Potter, G., et al., 2002*).

Odată demonstrat, acest fapt ar susține ipoteza Prof. Potter că CYP1B1 este o „enzimă salvatoare" care activează anumiți compuși existenți în hrană și îi transformă în agenți anticanceroși în interiorul celulelor canceroase – un mecanism nutrițional de protejare a corpului împotriva cancerului. Resveratrolul părea să fie compusul natural cel mai potrivit pentru ce se căuta.

S-au făcut experimente care au au arătat că în prezența CYP1B1 resveratrolul este convertit în piceatanol, o altă substanță stilbenică cu proprietăți anticanceroase cunoscute (*Ferrigni, N. 1984*). S-a observat un mecanism la nivel molecular prin care un compus din hrană poate să acţioneze ca un promedicament natural activat de enzima CYP1B1 şi convertit într-un agent anticanceros în interiorul celulei canceroase (*Potter, G, et al, 2002*). Din aceste cercetări putem înţelege acum următorul mecanism al promedicamentului natural:

Compus benign, natural	+	Enzimă metabolizantă	=	Agent anticanceros
resveratrol	+	CYP1B1	=	piceatannol

Frumuseţea acestui mecanism este că totul se petrece în interiorul celulei canceroase. Agentul anticanceros este produs în interiorul celulei canceroase şi operează exclusiv cu celula canceroasă în aşa fel încât ţesutul sănătos rămâne total neafectat. Exact asta ne dorim într-o intervenţie terapeutică – selectivitatea – adică o intervenţie terapeutică ţintită în mod selectiv către celulele canceroase.

TESTELE INIŢIALE PE O VARIETATE DE TIPURI DE CANCER

În Leicester se află cea mai mare bancă de ţesuturi din Marea Britanie. Acesta este un mare avantaj pentru activitatea de cercetare a echipei Prof. Potter de la Universitatea De Montfort. Odată lămurită bioactivarea resveratrolului în piceatanol prin enzima CYP1B1, investigaţiile s-au direcţionat către testarea eficacităţii şi selectivităţii mecanismului pe celule canceroase. La fel cum se făcuse şi pentru Stilserene, testările s-au făcut pe o mulţime diversă de celule canceroase în contrast cu testele pe ţesut sănătos. La fel ca la Stilserene, ţesutul sănătos nu a fost vătămat în niciun fel în timp ce în cel canceros s-a declanşat apoptoza (moartea programată a unei celule). Pe scurt, ţesutul sănătos a rămas intact în timp ce celulele canceroase au murit.

Însă era o diferenţă semnificativă între rezultatele de la Stilserene şi cele de la resveratrol. Resveratrolul era eficace în uciderea celulelor canceroase la doze excepţional de mici, dar pe măsură ce doza creştea s-a observat un efect autoinhibitor – dozele mai mari de resveratrol au inhibat activitatea enzimei CYP1B1 blocându-i activitatea metabolică şi lăsând astfel celulele canceroase nevătămate (vezi Figura 1).

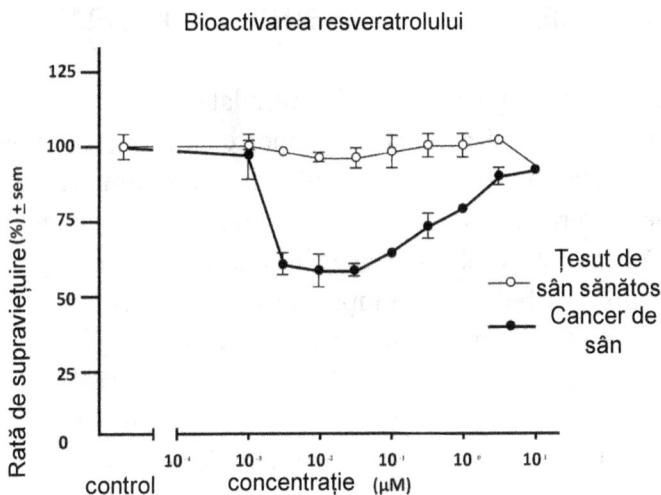

Figura 1. Bioactivarea resveratrolului. (Figură reprodusă cu permisiunea Prof. Gerry Potter).

Această figură arată că resveratrolul nu este activat în celulele mamare normale unde CYP1B1 nu este prezentă, dar este activat în celulele mamare canceroase unde CYP1B1 este prezentă. Pe măsură ce concentrația de resveratrol creștea (pe axa x, cea orizontală), rata de supraviețuire a celulelor mamare canceroase (pe axa y, cea verticală) revenea rapid la 100%. La resveratrol, nu numai că eficacitatea în uciderea celulelor canceroase scade la zero, dar concomitent enzima CYP1B1 este inhibată în așa fel încât nu mai poate metaboliza orice alți compuși care ar putea ucide celulele. Acest efect, oricât ar fi de interesant din punct de vedere științific, face resveratrolul aproape inutil ca terapie anti-cancer, căci este foarte dificil de aflat precis în ce doză poate fi administrat pentru fiecare pacient în parte.

CĂUTAREA PROMEDICAMENTELOR DIN HRANĂ

Experiența cu resveratrolul a stimulat căutarea altor compuși din hrană care să se comporte ca promedicamente naturale împotriva cancerului. Dacă, așa cum cercetarea pe resveratrol părea să indice, rolul funcțional al enzimei CYP1B1 este să elimine celulele canceroase din corp printr-un metabolism al compușilor naturali din hrană convertindu-i în agenți anticanceroși, atunci se poate trage concluzia că mai există și alți compuși similari.

Descifrarea activității metabolice a enzimei CYP1B1 a dus la caracterizarea structurii chimice căutate. Apoi s-a pus problema unde se găsește. S-au consultat texte despre medicamente și diete pe bază de plante ale unor civilizații cu o incidență scăzută a cancerului, precum și texte istorice despre studiul plantelor.

Cercetătorii au trecut apoi la o analiză detaliată a fructelor, legumelor și ierburilor pentru a găsi și alți compuși naturali care să se comporte la fel ca Stilserene și resveratrolul. Până acum s-au identificat și testat peste douăzeci de compuși naturali din hrană. Aceştia sunt compuși hidrofilici și lipofilici. Toţi prezintă aceeaşi trăsătură caracteristică de a se converti, sub acţiunea CYP1B1, în metaboliţi cu funcţie anticanceroasă. Toţi sunt metaboliţi secundari ai plantelor: fitoalexine.

5.

SALVESTROLII

Mâncarea să vă fie leac, iar leacul să vă fie mâncare.

❖ HIPOCRATE, 400 BC

Prof. Potter a inventat termenul de *salvestroli* pentru această nouă clasă de fitonutrienți. Termenul salvestrol este derivat din cuvântul latinesc 'salvia' (a salva), adică acea plantă aromatică folosită ca remediu în evul mediu.

Pe măsură ce se descopereau și alți salvestroli s-au adunat mai multe informații. Analiza salvestrolilor arată că această clasă s-ar putea să cuprindă peste 50 de fitonutrienți. Cercetările continuă.

CE SUNT SALVESTROLII?

Salvestrolii sunt o nouă clasă de fitonutrienți care au mai degrabă o definiție farmacologică decât una chimică. Ei sunt definiți de acțiunea metaboliților rezultați din acțiunea enzimei CYP1B1 în interiorul celulei canceroase. Cu alte cuvinte, salvestrolii sunt compuşi din hrană pe care CYP1B1 îi metabolizează pentru a produce metaboliţi ce sunt agenţi anticanceroşi. Aceşti agenţi anticanceroşi opresc creşterea tumorii ucigând celulele canceroase.

Salvestrolii fac parte şi din sistemul imunitar al plantelor. Sunt fitoalexine. Ei sunt aleşi, într-o manieră specifică pentru fiecare patogen, să inhibe acţiunea patogenului invadator.

Salvestrolii nu se încadrează perfect în nici una dintre clasele de fitonutrienţi existente. De exemplu, resveratrolul este în acelaşi timp un polifenol şi un fitoestrogen. Dintre salvestrolii descoperiţi până în prezent, unii sunt antioxidanţi, unii sunt polifenoli, unii sunt fitoestrogeni, unii nu se încadrează în nici una din aceste categorii, iar alţii se încadrează în mai mult categorii.

Nu trebuie să ne concentrăm doar pe faptul că unii salvestroli se încadrează în aceste categorii. Proprietăţile lor anticanceroase nu se datorează faptului că sunt antioxidanţi, polifenoli sau fitoestrogeni. Ci ele rezultă din activitatea lor prin metabolizarea de către enzima CYP1B1 şi mai ales prin convertirea lor în agenţi anticanceroşi în interiorul celulei canceroase. Aceasta este caracteristica predominantă a salvestrolilor.

CE ÎI DEOSEBEŞTE PE SALVESTROLI: SELECTIVITATEA

Atunci când ne prezentăm la doctor cu o fractură la braţ anticipăm că braţul va fi pus în ghips sau o atelă. Ne aşteptăm la o reacţie selectivă la problemă. Dacă ieşim de la doctor cu ghipsul întins pe o suprafaţă mare de corp care poate să cuprindă sau nu braţul rupt, sigur nu mai trecem a doua oară pe la el!

La fel, atunci când ne prezentăm la doctor cu o boală anticipăm că el ne va recomanda o terapie care să se adreseze celulelor bolnave fără să le afecteze şi pe cele sănătoase. Din nou, anticipăm o reacţie selectivă.

Selectivitatea terapiilor potenţiale, fie că implică medicamente sintetice sau produse naturale, se stabileşte printr-o serie de experimente specifice. Se fac teste pe celule sănătoase şi celule bolnave. Se aranjează un şir de recipiente, fiecare cu un număr egal de celule, astfel încât să se poată face teste individuale pe celulele sănătoase şi pe cele bolnave într-o mare varietate de doze din agentul terapeutic respectiv. Se alege o doză minimă la începutul testului, apoi doza se măreşte logaritmic în aşa fel încât următoarea doză mărită este întotdeauna de 10 ori mai mare decât doza din testul anterior.

Concentraţia creşte în acest fel până când se atinge un nivel dincolo de ceea ce se poate obţine în corpul uman. În fiecare recipient procentajul de celule ucise este înregistrat atât pentru celulele sănătoase cât şi pentru cele bolnave. Pentru fiecare tip de celulă se înregistrează doza la care mor 50% dintre celule. Apoi se calculează raportul dintre dozele de la acest nivel, iar acest raport este folosit ca unitate de măsură pentru selectivitatea terapiei. O selectivitate de 1 înseamnă că agentul terapeutic este la fel de toxic pentru ţesutul sănătos ca şi pentru cel bolnav. Cu cât valoarea selectivităţii este mai mare, cu atât terapia este mai selectivă în ţintirea celulelor bolnave.

Din punct de vedere practic, trebuie să ne uităm la cantitatea de ţesut sănătos din corpul uman în comparaţie cu cantitatea de țesut bolnav. Atunci când un agent de selectivitate 1 este introdus în corp, el va distruge țesutul sănătos cu aceeași forță cu care va distruge și țesutul bolnav dar, ca să-și atingă scopul, el va pătrunde prin mult mai mult țesut sănătos decât prin țesut bolnav. Prin urmare, se va distruge mult mai mult țesut sănătos. De aceea selectivitatea agentului este atât de importantă.

Testarea selectivității s-a făcut pe o gamă variată de salvestroli, iar rezultatele sunt foarte bune. Cercetarea a debutat cu două varietăți de salvestrol: S40 și S31G. Diferența principală dintre cele două este că S31G este lipofilic, adică se răspândește foarte rapid prin țesut. Poate trece prin bariera hematoencefalică și ajunge la țesuturi la care compușii non-lipofilici ajung cu greu. De asemenea, S31G se găsește în foarte puține plante, de exemplu într-o specie de tangerină, în măsline și spranghel. S-a mai testat recent și o subclasă de salvestroli nou-descoperită, seria 5.

Următorul tabel evidențiază selectivitatea unei chimioterapii clasice și o pune în contrast cu selectivitatea mai multor tipuri de salvestroli printre care cei doi inițiali plus alți câțiva din noua serie 5.

Compus	Clasificare	Scor de selectivitate
Metrotrexat	chimioterapie	= 1
S40	salvestrol	= 10
S31G	salvestrol	= 22
S52	salvestrol	= 32
S54	salvestrol	= 1250
Stilserene	salvestrol sintetic	= 4304
S55	salvestrol	= 23000

Selectivitatea salvestrolilor reprezintă o îmbunătăţire semnificativă faţă de chimioterapia clasică. Valorile pentru salvestrolii din seria 5, la fel ca şi cele pentru S55, le depăşesc pe cele obţinute pentru Stilserene, medicamentul dezvoltat iniţial de Prof. Potter. Natura, desigur, a avut mult mai mult timp la dispoziţie ca să facă o treabă aşa de bună!

Selectivitatea salvestrolilor se explică prin faptul că aceştia ţintesc enzima CYP1B1. Ei acţionează ca nişte promedicamente naturale, iar lupta lor cu cancerul se petrece direct în spaţiul celulei. Ţesuturile sănătoase nu sunt afectate deloc. Acesta este un progres extraordinar faţă de terapiile pentru cancer convenţionale şi este o tră-sătură specifică salvestrolilor.

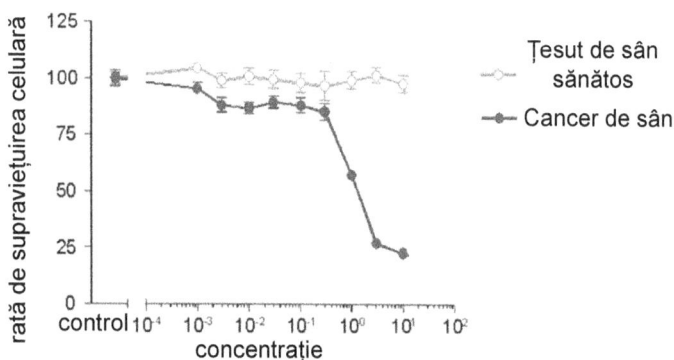

Figura 2. Bioactivarea salvestrolului. (Figură reprodusă cu permisiunea Prof. Gerry Potter)

Figura 2 evidenţiază selectivitatea salvestrolilor. Celulele dintr-un ţesut mamar sănătos şi normal nu con-ţin CYP1B1. Prin urmare, ele nu activează salvestrolii şi rămân complet neafectate, cu alte cuvinte, nici una dintre aceste celule nu moare la concentrațiile de salvestrol ară-tate în figură. Spre deosebire de acestea, celulele mamare canceroase conțin CYP1B1 și, după cum se poate observa, CYP1B1 activează salvestrolul iar celulele canceroase încep să moară. Spre deosebire de ceea ce am observat în cazul resveratrolului, pe măsură ce doza de salvestrol crește, procentajul de celule canceroase care mor crește și el. Exact așa ar trebui să arate o terapie țintită.

ROLUL SALVESTROLILOR ÎN PLANTE

Pentru a înțelege și mai bine importanța salvestrolilor este necesar să studiem rolul pe care îl au în plantele care pro-duc aceste substanțe. Plantele sunt expuse atacului din par-tea unor diverși agenți patogeni, mai ales ciuperci (fungi). Aceste atacuri au loc mai ales către finalul perioadei de coa-cere. Patogenii de obicei atacă învelișul fructului și / sau ră-dăcinile plantei. Ca reacție la aceste atacuri, plantele și-au dezvoltat un mecanism de apărare, și anume salvestrolii.

Plantele produc salvestroli în principal în caz de nevoie. Atunci când planta este atacată, se trimit salvestroli la locul infestării: coaja fructului sau rădăcina plantei. De aici salvestrolii penetrează agentul patogen.

Este cunoscut faptul că ciupercile, la fel ca oamenii și alte forme de viață, dețin diverse enzime ale citocromului P450. Distrugerea patogenului presupune metabolizarea salvestrolului și convertirea lui într-un agent antifungic în interiorul ciupercii, printr-o enzimă a citocromului P450 din ciupercă cu o activitate metabolică similară cu cea a enzimei CYP1B1 din celula canceroasă. Salvestrolii sunt agenți antifungici naturali.

CYP1B1 ar putea fi o adaptare care ne permite să împrumutăm mecanismul de apărare al plantei şi să-l facem parte din propriul nostru sistem de apărare. Planta produce salvestroli care pătrund în interiorul agentului patogen şi îi induc moartea prin metabolizarea lor de către o enzimă CYP din ciupercă. Noi mâncăm plantele bogate în salvestroli şi aceiaşi salvestroli pătrund în celulele noastre canceroase şi le induc moartea prin metabolizarea de către CYP1B1. În plus, salvestrolii intră în orice ciupercă găsesc în corpul uman şi acţionează ca un agent antifungic natural la fel ca în plantele din care provin. În aceste situaţii, se pare că ce e bun pentru plante e bun şi pentru grădinar!

Aşa cum am menţionat mai devreme, există multe tipuri diferite de salvestroli. Recent s-a descoperit că diferiţi patogeni pot declanşa producerea unor diferite tipuri de salvestroli. Acest efect poate apărea în aceeaşi plantă atunci când este atacată de mai mulţi patogeni (*Daniels A., 2006*). Această descoperire deschide calea perspectivei de a stimula plantele să producă salvestroli în general, şi să producă salvestroli specifici sau combinaţii specifice de salvestroli în particular, prin introducerea selectivă de agenţi patogeni.

LEGĂTURA DINTRE CANCER ŞI HRANĂ

Am tot auzit afirmaţii că există o legătură între hrană şi cancer. Organizaţia Mondială a Sănătăţii a iniţiat o campanie mondială de creştere a consumului de fructe şi legume într-un efort de a stăvili extinderea bolii. Drept reacţie, mai multe instituţii şi departamente de sănătate şi-au lansat propriile campanii. (Găsiţi în Anexa 2 menţionate o parte dintre aceste campanii diferite.)

Dacă această campanie de creştere a consumului de fructe şi legume pare o idee binevenită şi se bucură de susţinerea epidemiologilor, iniţiatorii ei nu reuşesc să explice cum anume ne ajută aceste schimbări în regimul alimentar. În absenţa unor astfel de explicaţii, aceste campanii riscă să nu fie luate în serios sau chiar să se renunţe la ele.

CONCEPTUL SALVESTROL: UN MECANISM EXPLICAT

Munca Prof. Potter şi Burke s-a cristalizat în prima explicaţie la nivel molecular a unui mecanism care leagă regimul alimentar de cancer. Un mecanism care poate explica cum consumul de fructe şi legume poate preveni şi trata cancerul. Acest mecanism a devenit cunoscut sub numele de Conceptul Salvestrol.

Conceptul Salvestrol are trei componente. Sunt salvestrolii, enzima CYP1B1 şi metaboliţii care rezultă din metabolizarea salvestrolilor de către CYP1B1.

Acest concept este ilustrat mai jos:

Fitonutrienţii din fructe şi legume	+	Enzime intrinseci celulelor canceroase	=	Apoptoză – moartea celulei
Salvestroli	+	CYP1B1	=	Agent anticanceros

S-a constatat că celulele canceroase se formează în corpul uman în permanenţă. Pentru o persoană cu o dietă bogată în fructe şi legume putem anticipa următorul scenariu:

Salvestrolii din fructele şi legumele consumate pătrund în celulele noastre. Ei trec prin ţesutul sănătos fără să producă niciun efect. Când pătrund într-o celulă canceroasă, salvestrolii găsesc enzima CYP1B1. CYP1B1 metabolizează salvestrolul transformându-l într-un agent anticanceros în interiorul celulei. Acest agent anticanceros, metabolitul adică, declanşează cascada de procese care se finalizează cu moartea celulei canceroase – apoptoza sau moartea programată. Celulele sănătoase rămân sănătoase, iar cele canceroase mor.

Acelaşi mecanism operează indiferent dacă celula este precanceroasă, parte dintr-o tumoră primară sau parte din metastazele acelei tumori primare. Mecanismul Salvestrol este, aşadar, la fel de important pentru prevenirea cancerului ca şi pentru tratarea cancerului deja instalat.

Din această perspectivă am putea anticipa că atunci când ingerăm o anumită cantitate de salvestroli, acest mecanism atacă celulele canceroase pe măsură ce ele apar. Invers, pe măsură ce doza de salvestrol scade, numărul celulelor canceroase care rămân în continuare în corp continuă să crească.

Ideea principală pe care o desprindem din acest mecansim este că o schimbare în felul în care ne hrănim poate avea consecinţe cruciale şi pe termen lung în îmbunătăţirea stării de sănătate. Un pas major către sănătate este să includem o cantitate mare de fructe şi legume organice în dieta noastră.

O IMPLICAȚIE INTERESANTĂ

Tumorile sunt un amestec de celule canceroase și celule sănătoase. Când examinăm la microscop o mostră de țesut care a fost colorată pentru a revela enzima CYP1B1 nu vedem doar o masă neagră sau maro. Celulele colorate în negru sau maro (cele canceroase) alternează cu cele colorate violet (celulele sănătoase).

Conceptul Salvestrol definește un mecanism țintit cu maximă acuratețe. Salvestrolii devin letali pentru celulă doar atunci când sunt metabolizați de enzima CYP1B1. Prin urmare, ei sunt letali exclusiv pentru celulele canceroase. O implicație a utilizării unei astfel de terapii țintite este că, în timp, salvestrolii ucid selectiv celulele canceroase din tumoare și le lasă pe cele sănătoase nevătămate. În urma procesului ar putea rămâne o masă benignă de celule sănătoase. Este posibil ca, la palpare, o asemenea masă benignă să ridice semne de întrebare pentru că, desigur, umflătura tot se simte. Pentru a îndepărta aceste îndoieli este necesară o biopsie ca să demostreze dispariția cancerului și natura benignă a masei rămase.

6.

DE CE CANCERUL ESTE ATÂT DE RĂSPÂNDIT?

Este nevoie de o schimbare dramatică în relația noastră cu hrana, în felul în care o cultivăm și în percepția noastră despre hrană.

❖ ANTHONY DANIELS

Cu acest mecanism elegant de a elimina din corp celulele canceroase am putea să ne întrebăm totuși de ce cancerul este atât de răspândit și de ce persoanele care suferă de cancer au un prognostic atât de sumbru. Din perspectiva mecanismului Salvestrol (salvestrol + CYP1B1 = metabolit anticanceros), sunt patru factori de care trebuie să ținem cont.

Primul și cel mai important ar fi o scădere dramatică a nivelului de salvestrol din dieta noastră. Știm din rapoartele Organizației Mondiale a Sănătății că mai mult de jumătate din cazurile de cancer apar în țările dezvoltate și în curs de dezvoltare, și mai puțin în țările subdezvoltate. Dieta se pare că joacă un rol important.

În al doilea rând, şi poate la fel de important, ar fi expunerea la inhibitorii enzimei CYP1B1. Dacă CYP1B1 este inhibată ea nu îşi poate îndeplini rolul în metabolizarea salvestrolilor.

În al treilea rând, se pare că şi polimorfismele enzimei CYP1B1 au un cuvânt de spus.

În fine, cantitatea în care enzima CYP1B1 se găseşte în celulele canceroase influenţează şi ea eficienţa mecanismului salvestrolului.

SCĂDEREA NIVELULUI DE SALVESTROL

Atunci când Prof. Potter şi echipa sa s-au apucat să caute salvestroli au analizat mii de fructe, legume şi ierburi. Aşa au decoperit că salvestrolii sunt prezenţi în cantităţi foarte mici şi adesea chiar deloc în produsele de la supermarket în timp ce produsele organice conţin salvestrol din abundenţă. Pe scurt, ei au descoperit că dieta specifică occidentului suferă de o cumplită deficienţă de salvestrol.

PRACTICILE AGRICOLE MODERNE

Ca să înţelegem dispariţia salvestrolilor din hrana noastră trebuie să vedem influenţa practicilor agricole moderne. În secolul al XVIII-lea mecanizarea îşi făcea simţită prezenţa în agricultură. S-au introdus monoculturile (cultivarea unei singure plante pe o suprafaţă mare de teren) pentru a beneficia de modalităţile mecanizate de recoltare. Culturile care cresc cu acceaşi viteză şi la aceeaşi înălţime se pretează mai bine la recoltarea mecanizată.

Dar această eficientizare a venit cu un preț. Atunci când o singură specie este cultivată pe o suprafață întinsă, întreaga cultură se poate pierde din cauza unei infestări cu o insectă anume, sau ciupercă, sau buruiană. Toate plantele au aceeași vulnerabilitate. Pentru a nu pierde recoltele s-a recurs la combaterea dăunătorilor cu ierbicide, pesticide și fungicide. Așa s-a ajuns la produse impecabile numai bune de dus la piață.

Însă aceste produse perfecte erau golite de salvestroli. Salvestrolii participă la apărarea plantei împotriva patogenilor. Așa, dacă planta nu este expusă la atacuri din cauza chimicalelor folosite în agricultură pentru îndepărtarca artificială a patogenilor, planta nu primește niciun semnal pentru a produce salvestroli (*Magee, JB, et al,. 2002*). Iar salvestrolii nu mai ajung în hrana noastră.

Produsele organice sunt soluția la această problemă. Ele conțin salvestroli în concentrații mult mai mari și nu prezintă reziduuri de pesticide, fungicide și ierbicide. Cercetările arată că în produsele organice nivelul de salvestroli este cu până la de 30 de ori mai ridicat decât în produsele rezultate prin agricultura modernă convențională (*Burke MD, 2006*). Dacă includem cât mai multe produse organice în dieta noastră avem șansa să beneficiem de pe urma salvestrolilor. Utilizarea produselor integrale va contribui și mai mult la creșterea nivelului de salvestroli pentru că ei există în concentrații mai mari în coaja fructelor și legumelor, și în rădăcini. Un exemplu de utilizare a produsului integral este piureul subțire sau smoothie (leguma / fructul dat întreg prin robot sau blender împreună cu un lichid).

ETAPA DE COACERE

Legumele perfecte din supermarketuri nu mai provin exclusiv de la producătorii locali. Fructele și legumele sunt aduse din multe alte țări pentru a ne asigura că ni se oferă tot ce dorim tot timpul anului.

De regulă, salvestrolul este produs în ultima etapă de coacere sau maturare a fructului deoarece aceasta este perioada în care planta este cea mai vulnerabilă la atacuri patogene. Fructul (sau leguma) este cules cu mult timp înainte de faza de coacere ca să fie numai bun atunci când ajunge pe raftul unui magazin dintr-o țară îndepărtată. Din nou, această practică nu dă nicio oportunitate plantei să producă salvestrol. Ca să vă asigurați că produsele au avut timp să se coacă natural, pe tulpină, trebuie să cumpărați fructele și legumele de la producătorii organici locali sau să le cultivați în propria grădină.

VARIETĂȚI MAI NOI SAU MAI VECHI DE PLANTE

O altă piedică în producerea salvestrolului în hrană este introducerea unor varietăți noi de fructe și legume. Oamenii s-au obișnuit cu alimentele cu gust dulce. Dacă vă uitați la ingredientele produselor de la supermarket veți vedea că la foarte multe se adaugă zahăr. Pentru a satisface această preferință a clienților, agricultorii au dezvoltat noi varietăți de fructe și legume cu un gust mai dulce.

Salvestrolii au adesea un gust astringent și amar. Selectarea varietăților mai noi și mai dulci se face adesea sacrificând producția de salvestrol. În consecință, multe din aceste varietăți mai noi nu produc deloc salvestrol, sau doar în cantități infime. Pierderea salvestrolului este prețul plătit pentru un aliment mai dulce. Fiindcă aceste varietăți sunt lipsite de salvestrol, devine necesară utilizarea fungicidelor sintetice pentru a le proteja, ceea ce agravează situația și mai mult.

Un studiu recent despre impactul asupra sănătății care investighează fitonutrienții din merele crescute convențional și organic, incluzând și o varietate istorică, demonstrează multe din aspectele menționate mai sus. Studiul arată că merele organice conțin fitonutrienți în concentrații mult mai mari decât merele cultivate convențional. Mai mult, studiul arată că aceștia se găsesc în coajă în concentrații mai mari decât în pulpă. Cu toate acestea, cea mai importantă idee care reiese din studiu este că varietatea istorică are mai mulți fitonutrienți și în concentrații mult mai mari, atât în coajă cât și în pulpă, decât oricare alte specii (*Li N, 2009*). Varietățile mai noi s-ar putea să nu aibă acele calități nutritive de care beneficiau strămoșii noștri. Deci ar fi bine, acolo unde este posibil, să încercăm să includem în dietă varietăți mai vechi.

PROCESAREA ALIMENTELOR

Procesarea alimentelor poate și ea să ducă la golirea hranei de salvestrol. De exemplu, merișoarele sunt o sursă foarte bună de salvestrol, dar dacă analizăm sucul de merișoare, el nu conține salvestroli. Explicația este că sucurile sunt filtrate de compușii cu gust astringent sau amar pentru ca produsul finit să fie mai dulce și să nu fie necesară adăugarea unor cantități suplimentare de zahăr. Cum salvestrolii au adesea un gust astringent, ei sunt filtrați și eliminați împreună cu o suită întreagă de alți compuși. Rezultatul este un suc „100% din fructe" cu valoare nutrițională scăzută. Sucurile organice nefiltrate sunt o opțiune mai bună din cauza conținutului de salvestrol.

Un efect asemănător se obține și în cazul uleiului de măsline. Măslinele sunt o sursă excelentă de salvestrol. După cum vă amintiți, salvestrolii sunt aduși la nivelul învelișului fructului unde are loc atacul agenților patogeni. De-a lungul istoriei, uleiul de măsline era produs prin măcinarea într-o moară de piatră. Pietrele de moară strivesc măslinele, dar rup și coaja și pulpa, eliberând o mulțime de compuși din celule în ulei. Uleiul rezultat este tulbure și lasă un sediment pe fundul sticlei. Înainte, măslinele erau cultivate fără pesticide, fungicide și ierbicide. Rezultatul era un ulei bogat în salvestrol.

Producția modernă de ulei de măsline presupune presarea la rece și filtrarea. Presarea la rece lasă coaja fructului intactă și eliberează foarte puțin salvestrol în ulei. Iar ceea ce ajunge în ulei este apoi filtrat pentru a oferi consumatorului uleiul limpede cu care este obișnuit. Din nou, nutriția cade victimă. Încă mai există producători care fac uleiul în manieră tradițională. Căutați un furnizor de ulei de măsline care folosește măsline organice măcinate pe piatră și nu filtrează uleiul. Adesea acest ulei vine la un preț piperat, dar există și producători cu prețuri mai rezonabile.

Situația se repetă și în industria de vinuri. După cum am aflat într-un capitol anterior, coaja strugurilor conține resveratrol. Resveratrolul se găsește în vinurile franţuzeşti, mai ales în pinot noir, dar nu se găseşte în aceleaşi concentraţii în vinurile din Lumea Nouă. Sunt două diferenţe. Mai întâi, francezii preferă să-şi cultive viile fără fungicide, pesticide etc. În al doilea rând, metoda franţuzească este să zdrobească strugurii şi să-i pună la fermentat. Pe măsură ce se obţine alcoolul, resveratrolul este eliberat din coaja strugurilor şi intră în vin. În Lumea Nouă, strugurii sunt zdrobiţi, iar sucul rezultat este pus la fermentat. Coaja şi pulpa sunt aruncate înainte de fermentare. Acest proces nu dă ocazia alcoolului să elibereze resveratrolul din coaja strugurilor fiindcă ea deja nu mai este acolo în momentul în care începe să se producă alcool.

FABRICA DE VINURI SUMMERHILL PYRAMID – O EXCEPŢIE DIN LUMEA NOUĂ

La fabrica de vinuri canadiană Summerhill Pyramid Winery din Kelowna, British Columbia (www.summerhill.bc.ca), s-a analizat conţinutul de polifenoli din tescovina de struguri. Complexul Summerhill, condus de Steve Cipes, este o podgorie organică. S-au luat mostre de tescovină dintr-o serie de vinuri albe, roşii şi vinuri de gheaţă albe şi roşii. Tescovina este masa de pulpă care rămâne în timpul procesului de fabricare a vinului. S-au făcut analize pentru o gamă variată de polifenoli. Rezultatele arată că există un conţinut ridicat de polifenoli atât în vinurile albe cât şi în cele roşii, cu valori semnificativ mai mari la vinurile roşii în comparaţie cu cele albe. În cazul vinurilor de gheaţă, atât cele albe cât şi cele roşii, coţinutul polifenolic este mult mai ridicat decât tescovina de la oricare alte vinuri recoltate timpuriu. Vinul de gheață roșu are un conținut polifenolic mult mai ridicat decât vinul de gheață alb. Pe scurt, rezultatele pot fi ilustrate după cum urmează:

Conținutul total de polifenoli din mostrele de tescovină de vin

Vin de gheață roșu > Vin de gheață alb > Vin roșu > Vin alb

Aceste rezultate indică beneficiile agriculturii organice. Nivelul de polifenoli și salvestroli (salvestrolii sunt o subcategorie de compuși polifenolici existenți în plante) este mai mare la plantele cultivate organic. Aceste rezultate mai arată și beneficiile recoltării târzii în faza de coacere, ca în cazul vinului de gheață unde strugurii sunt culeși abia la sfârșitul sezonului. Această recoltă târzie are cel mai ridicat conținut de polifenoli. În sfârșit, aceste rezultate arată că producția de vinuri din Lumea Nouă poate avea un conținut foarte ridicat de polifenoli și deci de salvestrol atunci când cultivarea se face prin metode organice, iar metoda de producție a vinului se bazează pe fermentarea strugurilor zdrobiți (*Pruh'homme A., 2009*). După cum spune și Steve Cipes de la fabrica Summerhill, *„Această cercetare arată că folosirea procedeelor tradiționale și a strugurilor organici duce la obținerea unui vin calitativ mai bun pentru sănătatea noastră și pentru mediu. Arată că nu este nevoie să folosim chimicale pentru a face un vin excelent. Am știut asta tot timpul, din instinct, dar mă bucur că acum știința vine să ne confirme ceea ce știam!"*

Combinaţia dintre practicile agricole moderne, duratele lungi de transport, introducerea varietăţilor noi şi procesarea alimentelor face că hrana noastră să fie deficientă în salvestrol într-un grad alarmant. Fără salvestrolii din hrană, enzima CYP1B1 nu ne poate proteja de cancer. Am avea ceva de învăţat din exemplul fabricii Summerhill Pyramid!

INHIBAREA CYP1B1

Enzima CYP1B1 poate reacţiona cu foarte multe alte substanţe în afară de salvestroli. Ciclul de viaţă al enzimei CYP1B1 este de aproximativ trei zile. Cu alte cuvinte, fiecare moleculă de CYP1B1 este înlocuită cu una nouă cam o dată la fiecare trei zile.

Unele substanţe pe care le întâlneşte CYP1B1 sunt inhibitori ai acestei enzime. Odată ce o substanţă inhibitoare se uneşte cu enzima CYP1B1, enzima nu mai poate să metabolizeze şi să activeze salvestrolii. Deci persoanele care au în corp substanţe inhibitoare de CYP1B1 au în acelaşi timp inhibitori şi salvestroli în competiţie pentru enzima CYP1B1. Competiţia depinde, cel puţin în parte, de nivelul de inhibitori şi de salvestroli din corp, dar şi de afinităţile acestor substanţe pentru CYP1B1. E de ajuns să spunem că atunci când există inhibitori de CYP1B1 în corp, nu beneficiem de întreg potenţialul benefic al salvestrolului.

În cazul unor substanţe, acţiunea inhibitoare se poate întinde pe toată durata ciclului de viaţă al enzimei. De accea este important ca persoanele care vor să beneficieze pe deplin de prezenţa salvestrolului să reducă sau chiar să elimine expunerea la inhibitori ai enzimei CYP1B1 pentru a da salvestrolului cât mai multe şanse să se activeze ca să poată induce moartea celulei canceroase. Printre inhibitorii puternici ai CYP1B1 se numără monoxidul de carbon (din fumul de ţigară, de exemplu), vitamina B17 (numită şi amigdalină sau laetril şi care se găseşte în sâmburele de caise şi migdalele amare) şi unele fungicide folsite în agricultură.

Fungicidele agricole sunt de două ori problematice. Atunci când se stropesc culturile ele blochează capacitatea plantei de a produce salvestrol. Planta produce salvestrol din abundenţă numai atunci când este atacată de agenţi patogeni. În corpul uman, aceleaşi fungicide inhibă enzima CYP1B1 astfel încât nu putem beneficia pe deplin de eventuala prezenţă a salvestrolului deja prezent în corp. Nu este de dorit un asemenea scenariu.

Fungicidele agricole, desigur, se folosesc pe terenurile agricole, dar şi prin alte locuri, ceea ce la face dificil de evitat. Se găsesc şi pe terenurile de golf, parcurile publice, covoarele şi mochetele noi, şampoanele antimătreaţă, vopselele pentru uz casnic şi chiar sunt incluse în agenţii de curăţare pentru conductele de încălzire.

POLIMORFISMELE ENZIMEI CYP1B1

Salvestrolii sunt metabolizaţi de enzima CYP1B1. Metabolitul declanşează o înlănţuire de evenimente în interiorul celulei canceroase care în final le induce moartea. CYP1B1 se găseşte cel mai frcvent în forma ei „sălbatică", standard. Cu toate acestea, există patru versiuni principale ale enzimei CYP1B1 (*Li D.N., et al., 2000*). Aproape

50% din unele populaţii moştenesc de la părinţi una dintre aceste patru versiuni ale enzimei CYP1B1 – acest fenomen se numeşte polimorfism genetic.

S-a demonstrat că aceste polimorfisme au o capacitate diferită de a metaboliza salvestrolul. Cercetările arată că rata scăderii activităţii nu este mare. (Pentru o discuţie mai detaliată despre polimorfisme a se vedea articolul Prof. Dan Burke din numărul de iarnă al revistei Health Action Magazine – *Burke D., 2006.*)

Este important de subliniat aici că, deşi persoanele cu o formă rară de glaucom moştenit (glaucom congenital primar) par să aibă versiuni de CYP1B1 care sunt total inactive, această boală apare aproape exclusiv în Asia de sud-est (subcontinentul indian) şi unele părţi din Orientul Mijlociu. Tipul de glaucom care predomină în Occident nu afectează activitatea CYP1B1. Glaucomul congenital primar afectează aproximativ o persoană din 10000.

NIVELELE DE EXPRESIE A ENZIMEI CYP1B1

Nivelele de CYP1B1 exprimate în celulele canceroase variază în funcţie de tipul de cancer şi de la un individ la altul. Ceea ce contează este variabilitatea de la o persoană la alta. Atunci când se compară mostrele de ţesut tumoral de la un anume tip de cancer dar de la persoane diferite se observă o serie de nivele de expresie ale enzimei CYP1B1. Unele arată o abundenţă de CYP1B1, în timp ce altele exprimă cantităţi relativ mici. Nivelul de expresie reflectă cât de bine va răspunde pacientul la salvestrol. Cu cât în celule cantitatea de CYP1B1 este mai mare pentru metabolizarea salvestrolului, cu atât mai bine va răspunde pacientul. Dar mai trebuie spus şi că diferenţele dintre nivelele de expresie se pot datora unor diferenţe între metodele folosite în laborator pentru detectarea şi măsurarea nivelului de CYP1B1.

Enzima rezultă dintr-o serie de modalităţi diverse de inducere, adică procese care conduc la producerea de CYP1B1. Nu ne-am propus aici să discutăm argumentele ştiinţifice din spatele acestor procedee. Dar este suficient să spunem că acele persoane cu nivele foarte scăzute de CYP1B1 probabil au întreruperi ale uneia sau mai multe dintre aceste modalităţi de inducere a enzimei. Un mod de a creşte producţia de CYP1B1 este administrarea dozei zilnice recomandate de biotină (vitamina H) deoarece s-a arătat că biotina creşte producţia de CYP1B1 – cu cât mai multă enzimă CYP1B1, cu atât creşte metabolismul salvestrolului.

7.

APĂRAREA NATURII

Omul este o ființă dependentă de hrană.
Dacă nu se hrănește, moare. Dacă nu se
hrănește corect, o parte din el moare.

❖ EMANUEL CHERASKIN, DOCTOR ÎN MEDICINĂ
DENTARĂ

Atunci când activitatea cercetătorilor se face cunoscută în presă apare un val uriaș de reacții din partea publicului. Descoperirea salvestrolului și definirea Conceptului Salvestrol au avut loc pe fondul unui șir neîntrerupt de cereri de ajutor de la persoane suferinde de cancer, prietenii și familiile lor. În tot acest timp, membrii echipei de cercetare, ca noi toți de altfel, se confruntau și ei cu povara diagnosticului de cancer dat pentru membri ai familiei sau prieteni de-ai lor.

Cum Conceptul Salvestrol se bazează pe hrană, reacția inițială a publicului a fost să ceară formularea unui regim alimentar: arătați-ne care sunt alimentele organice bogate în salvestroli! Prof. Potter a conceput ceea ce a devenit cunoscut sub numele de Dieta „Verde şi Roşu" din care, cu permisiunea sa, reproducem un fragment în Anexa 3.

Echipa de cercetare era convinsă că natura ne oferă prin hrană un promedicament natural sub forma salvestrolului. CYP1B1 serveşte drept enzimă salvatoare care metabolizează salvestrolul în agenţi anticanceroşi şi ne scapă de celulele canceroase în acelaşi mod în care o face şi medicamentul sintetic Stilserene. Echipa de cercetare a continuat să studieze diverse ierburi şi alimente care au fost mereu percepute ca fiind benefice pentru sănătate.

Prin aceste eforturi echipa a descoperit că anghinarea este o foarte bogată sursă de salvestroli foarte eficienţi. Anghinarea are o suprafaţă mare de colectare a salvestrolului pentru că are un număr foarte mare de frunze mici. Salvestrolul se găseşte în proporţie de 4% din greutatea anghinarei uscate. Cercetătorii s-au entuziasmat văzând potenţa acestor salvestroli şi abundenţa lor în anghinare.

Din întâmplare, Prof. Potter a primit prin poştă, acasă, o reclamă pentru produsele unei firme locale din Leicester: The Herbal Apothecary. I-a atras atenţia un produs cu extract de anghinare – deci o potenţială sursă de salvestroli! Aşa că Prof. Potter a dat telefon la The Herbal Apothecary şi a stabilit o întâlnire cu directorul Anthony Daniels.

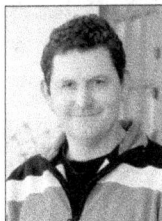

ANTHONY DANIELS

Anthony Daniels este inginer mecanic de formaţie şi o autoritate recunoscută în industria plantelor medicinale pentru tehnicile sale revoluţionare şi dezvoltarea de produse noi. În ultimii 15 ani a acumulat noi cunoştinţe în domeniul utilizărilor tradiţionale ale plantelor medicinale. Este bine cunoscut pentru expertiza lui în metodele şi tehnologiile de extracţie a plantelor medicinale.

Anthony a dezvoltat o tehnologie botanică ecologică unică pentru conversia reziduurilor uleioase într-o biomasă inofensivă pentru mediu. Apoi a dezvoltat o tehnologie botanică unică de înlocuire a chimicalelor folosite în cultivarea bananelor cu extracte botanice la fel de eficiente.

Ca fondator şi director al firmei The Herbal Apothecary, Anthony a dezvoltat o serie de contracte internaţionale cu industria alimentară, comunitatea fitoterapeuţilor şi cu producătorii de alimente organice. Acest aspect este de maximă importanţă pentru evoluţia descoperirilor Prof. Potter.

NEVOIA DE SUPLIMENTE CU SALVESTROL

Conceptul Salvestrol subliniază beneficiile uriaşe pe care le are dieta cu fructe şi legume organice din abundenţă. Cu o astfel de dietă ne refacem zilnic proviziile de salvestrol de care corpul are nevoie ca să scape de celulele canceroase pe măsură ce ele apar. Această dietă, se pare, explică rata scăzută de cancer la acele populaţii care încă mai consumă fructe şi legume crescute prin metode tradiţionale. Celulele canceroase se dezvoltă tot timpul, iar cu o astfel de dietă salvestrolii, împreună cu enzima de apărare CYP1B1, pot contracara acest fenomen şi pot preveni dezvoltarea tumorilor canceroase.

În lumea civilizată situaţia este diferită. Cazurile de cancer sunt în creştere, iar salvestrolul ajunge în farfuriile noastre doar uneori. Chiar şi persoanele care au trecut la alimentaţia organică tot nu reuşesc să îşi acopere necesarul zilnic de salvestrol dacă legumele şi fructele pe care le consumă sunt varietăţi dezvoltate recent pentru un gust mai dulce. Colac peste pupăză, informaţiile despre salvestrol nu sunt foarte răspândite în rândul populaţiei, iar lumea nu ştie mai nimic despre inhibitorii salvestrolului care pot interfera cu capacitatea enzimei salvatoare de a metaboliza salvestrolul.

Pe scurt, lumea civilizată se confruntă cu o diversitate de tipuri de cancer şi în acelaşi timp este expusă la o multitudine de factori de risc din stilul de viaţă şi de la locul de muncă, iar aceşti factori nu fac decât să hrănească boala până la proporţii epidemice. O simplă schimbare în regimul alimentar nu este suficientă pentru cei care au risc de cancer sau se confruntă deja cu el.

DEZVOLTAREA UNUI SUPLIMENT ALIMENTAR CU SALVESTROL

Discutând despre dispariţia salvestrolului din hrană, Prof. Potter şi Anthony Daniels au căzut de acord că este necesar un supliment alimentar cu salvestrol şi împreună au pus bazele companiei Nature's Defence (UK) Ltd. cu scopul de a-l dezvolta şi pentru a continua cercetarea. Nature's Defence a fost creată în ianuarie 2004 cu un set de clauze care redirecţionau profiturile către cercetarea despre salvestrol.

Anthony Daniels a preluat sarcina de a identifica acele fructe şi legume care sunt cele mai bune surse de salvestrol. S-au analizat mii de alimente, o sarcină care s-a dovedit a fi foarte laborioasă. Există peste 500 de varietăţi de tangerină şi mai puţin de 5 dintre ele pot fi considerate surse solide de salvestrol! Cu toate acestea, el a reuşit să întocmească o listă cu fructele care conţin salvestrol.

Apoi, desigur, a apărut întrebarea unde în lume se pot găsi cantităţi uriaşe de fructe organice pentru a construi un stoc serios de salvestrol – pentru că Marea Britanie nu le poate produce în cantităţi suficiente pentru a asigura producţia unui supliment alimentar. Anthony Daniels şi-a folosit contactele din industria internaţională de procesare a alimentelor şi a reuşit să întocmească o listă scurtă cu cei mai buni candidaţi.

Având la dispoziţie fructe din abundenţă, ultima provocare acum era să extragă salvestrolii în aşa fel încât fiecare capsulă să conţină doza de salvestroli indicată de studii ca fiind necesară pentru om. Anthony şi-a pus la bătaie cunoştinţele adunate pe când încerca să înlocuiască chimicalele agricole folosite la cultivarea bananelor şi, pornind de la metoda de extracţie cu dioxid de carbon (CO_2), a conceput o metodă nouă pentru a izola salvestrolii dintre miile de nutrienţi conţinuţi în fructe. Odată rezolvată şi această problemă, Nature's Defence putea acum să pună aceste descoperiri în slujba celor care se luptă cu cancerul.

MAXIMIZAREA EFICACITĂŢII SALVESTROLULUI

Salvestrolii şi enzima de apărare CYP1B1 reprezintă realizări ştiinţifice remarcabile. Cu toate acestea, dacă vrem să maximizăm eficacitatea salvestrolului pentru a ne îmbunăţi sănătatea, putem face următoarele lucruri.

REGIMUL ALIMENTAR

Mai întâi trebuie să schimbăm felul în care ne hrănim. Aceste cercetări evidențiază valoarea alimentelor cultivate prin metode organice. În afară de valoarea specifică a salvestrolului, aceste descoperiri înseamnă că mai avem încă multe de învățat despre diversele componente ale alimentelor pe care le consumăm – cercetarea încă mai continuă și se vor mai descoperi și alți compuși benefici din hrană. Este recomandabil să includem o cantitate mare de fructe, legume și ierburi organice pentru a maximiza eficacitatea salvestrolului, pentru a suplimenta rezervele de salvestrol și pentru a schimba felul în care ne hrănim ca să ne susținem sănătatea pentru restul vieții.

Nu toată lumea are la îndemână produse organice furnizate în mod constant. Includerea produselor organice în dietă, indiferent de frecvența cu care le găsiți pe piață, este o mare îmbunătățire. Mai puteți suplimenta stocul cumpărat cu produse din propria grădină.

Dacă reușiți să măriți cantitatea de produse organice în raport cu cele din surse neorganice pe care le consumați, vă veți reduce semnificativ expunerea la chimicalele folosite în agricultură. Cum multe chimicale inhibă enzimele umane, inclusiv CYP1B1, această modificare în regimul alimentar are o valoare enormă.

Dacă nu aveți posibilitatea să vă cumpărați produse organice, puneți fructele și legumele neorganice într-o soluție acidă obținută din apă și oțet (oțet 5-10%) timp de aproape o oră. Acest lucru va ajuta la îndepărtarea chimicalelor de pe suprafața legumei, ceea ce este benefic, dar nu va îmbunătăți proprietățile nutriționale ale produselor neorganice.

EXERCIȚIUL FIZIC

În al doilea rând, faceți mișcare. Dacă faci mișcare în fiecare zi chiar și pentru perioade scurte de timp vă veți menține corpul oxigenat. Mișcarea are multe tipuri de beneficii, dar ca să ne referim doar la discuția noastră, este suficinet să spunem că oxigenul este foarte important pentru ca enzima de salvare CYP1B1 să-și îndeplinească rolul în mod eficient. Se poate apela și la terapia cu oxigen hiperbaric pentru a asigura oxigenarea corpului și pentru ca enzima CYP1B1 să aibă oxigenul necesar pentru buna ei funcționare.

BIOTINA

În plus față de regimul alimentar și mișcare, biotina poate fi și ea benefică. S-a demonstrat că biotina, sau vitamina H cum i se mai spune, stimulează producția de CYP1B1 și deci asigură un nivel suficient pentru metabolismul salvestrolului. De asemenea, biotina inhibă NFkB, un factor transcripțional care contribuie la supraviețuirea tumorii. Pentru aceasta este nevoie de cantități relativ mici.

Biotina este un inductor neselectiv de enzime. Pentru persoanele care fac chimioterapie, biotina nu este recomandată deoarece acest proces de inducere a enzimelor ar avea drept rezultat o scădere a eficacității chimioterapiei din cauza metabolizării substanțelor chimioterapice de enzimele induse de biotină.

Dacă deja ați trecut la o dietă bogată în fructe și legume organice și alimente integrale, cantitatea de biotină pe care o ingerați zilnic ar trebui să fie suficientă.

Iată mai jos o listă cu fructele și legumele care sunt surse de biotină:

măr	păstăi late	zmeură
anghinare	conopidă	rubarbă
avocado	sfeclă mangold	căpșuni
banană	grapefruit	roșii
coacăze roșii și negre	mazăre	pepene roșu

(Această listă nu este exhaustivă, e doar un exemplu.)

O suplimentare cu 1 mg (1000 ug) de biotină pe zi ar trebui să fie suficientă. Nu se recomandă administrarea unei doze mai mari decât aceasta pe zi.

MAGNEZIUL ȘI NIACINA (VITAMINA B3)

Magneziul și niacina (sau nicotinamida) sunt și ele benefice pentru organism. Niacina și magneziul stimulează reacția de activare a salvestrolului. Pentru aceasta este suficientă doza zilnică recomandată pentru fiecare din ele. Conform cercetărilor, activitatea enzimei CYP1B1 se reduce cu aproximativ 50% dacă magneziul nu este prezent în cantități suficiente.

Pentru a obține un nivel bun de niacină (nicotinamidă) am putea să luăm ca supliment un complex de vitamine B, nu foarte puternic, ca să ne asigurăm că se păstrează echilibrul între celelalte vitamine din complex. Încă o dată, dacă ați trecut deja la o dietă bogată în fructe, legume și alimente integrale, probail că vă acoperiți deja necesarul prin alimentație.

Iată mai jos câteva fructe şi legume care conţin magneziu:

anghinare	sfecla mangold	bame
avocado	smochine	mazăre
banană	varză kale	dovleac
fasole	salată verde (lăptuci)	varză creaţă (varietatea Savoy)
broccoli	ciuperci	spanac

(Această listă nu este exhaustivă, ci doar un exemplu.)

Iată câteva exemple de fructe şi legume bogate în niacină:

sparanghel	curmale	piersică
avocado	smochine	cartofi în coajă
broccoli	varză kale	rubarbă
morcov	salată verde (lăptuci)	spanac
sfeclă mangold	mango	cartofi dulci
porumb	ciuperci	roşii

(Această listă nu este exhaustivă, ci doar un exemplu.)

FIERUL

CYP1B1, la fel ca alte enzime, foloseşte fierul pentru a oxida diverşi compuşi care intră în corp. Aşa este capabilă enzima CYP1B1 să metabolizeze salvestrolii care induc moartea celulelor atinse de cancer. Persoanele care suferă de cancer sunt adesea anemice, iar starea lor afectează biogeneza enzimelor de apărare cum este CYP1B1. Aşadar, este important să aducem aportul necesar de fier în doza zilnică recomandată, fie prin dietă, fie prin suplimente alimentare. Perosoanele cu anemie trebuie să discute cu medicul lor curant despre necesarul lor de fier.

În hrana noastră zilnică, fierul intră sub două forme: fier non-hem şi fier hem. Fierul hem se absoarbe foarte repede acolo unde nu se absoarbe fierul non-hem. Surse de fier hem sunt carnea roşie, carnea de pasăre, peştele şi fructele de mare. Surse de fier non-hem sunt fructele, legumele, ierburile şi seminţele. Atunci când fierul vine din surse de origine vegetală este important să luăm şi vitamina C din hrană la aceeaşi masă pentru a ajuta absorbţia fierului. Sursele vegetale de fier sunt mai puţin eficiente decât cele de origine animală.

Iată câteva surse de fier hem:

carnea de vită	halibut (peşte)	ton
ficat de pui	stridie	curcan
carne de scoică	carne de porc	
crab	crevete	

(Această listă nu este exhaustivă, ci doar un exemplu.)

Iată şi câteva exemple de fructe, legume şi ierburi bogate în fier:

caisă	strugure	dovleac
anghinare	boia de ardei	rozmarin
coacăze negre	piersică	spanac
varză	mazăre	cimbru
scorţişoară	prună	năsturel (măcriş)
smochine	cartof	

(Această listă nu este exhaustivă, ci doar un exemplu.)

VITAMINA C

Ar trebui să includem în dietă surse de vitamina C pentru a ajuta absorbţia fierului non-hem (provenit din surse de origine vegetală). Vitamina C stimulează şi sistemul imunitar pentru a ajuta corpul să scape de reziduurile celulare după apoptoză. Un alt beneficiu al vitaminei C vine din faptul că ea este un antioxidant de sacrificiu care previne degradarea salvestrolilor în corp. Experţii în medicină ortomoleculară folosesc de mulţi ani vitamina C ca parte a terapiei pentru pacienţii cu cancer (*Fuller F., 2011*).

Iată mai jos câteva fructe, legume şi ierburi bogate în vitamina C:

coacăze negre	zmeură neagră	coacăze roşii
broccoli	portocală	hibiscus
varză de Bruxelles	papaya	căpşuni
guava	pătrunjel	goji
kiwi	prună	
lămâie	piper roşu	

(Această listă nu este exhaustivă, ci doar un exemplu.)

Dacă se suplimentează vitamia C în doze de 1 gram de trei ori pe zi, ar trebui să fie suficient. Consultaţi medicul dacă vreţi să luaţi o doză mai mare. Rezumatul cu privire la co-factori:

CO-FACTOR	DOZĂ ZILNICĂ
Biotină	1 mg
Magneziu	Doza zilnică recomandată (DZR)
Niacină (vitamina B3)	DZR
Fier	DZR
Vitamina C	1-3 gr

CÂTEVA ALIMENTE FOARTE BUNE

Există câteva alimente care nu numai că furnizează salvestrol, dar şi o mare diversitate de co-factori importanţi: biotină, magneziu, niacină, fier şi vitamina C.

Încoprorarea alimentelor care furnizează atât salvestroli cât şi co-factori măresc efectul benefic al salvestrolilor. Bineînţeles că acest potenţial se atinge pe deplin în condiţiile în care alimentele provin din surse organice. Iată mai jos câteva exemple de asemenea alimente, pe categorii:

Fructe bogate în salvestroli	Co-factori prezenţi:				
coacăze negre:	biotină			fier	vitamina C
smochine		magneziu	niacină	fier	
zmeură	biotină	magneziu			vitamina C

Ierburi bogate în salvestroli	Co-factori prezenți:			
Busuioc:	magneziu	niacină	fier	vitamina C
Mentă:	magneziu	niacină	fier	vitamina C
Pătrunjel:	magneziu	niacină	fier	vitamina C

Legume bogate în salvestroli	Co-factori prezenți:				
Avocado:	biotină	magneziu	niacină	fier	vitamina C
Sfeclă mangold	biotină	magneziu	niacină	fier	vitamina C
Mazăre (boabe):	biotină	magneziu	niacină	fier	vitamina C
Păstăi:	biotină	magneziu	niacină	fier	vitamina C

După ce am văzut aceste trei liste de alimente cu beneficii peste medie, ne întrebăm cum profităm de avantajele lor cât mai mult într-un mod convenabil. Iată o sugestie: să le băgați pe toate într-o lipie.

Tăiați în bucăți avocado, sfecla, mazărea, păstăile, busuioc și pătrunjel proaspăt.

Amestecați două linguri de ulei de măsline organic măcinat pe piatră, zmeură zdrobită, coacăze negre zdrobite și piper negru pentru a obține un sos pentru salată.

Adăugați sosul la legumele tăiate. Puneți totul într-o lipie. Rulați lipia și serviți!

Dacă ingredientele sunt organice, această lipie vă furnizează salvestrol, biotină, magneziu, niacină, fier și vitamina C într-o singură gustare ușor de preparat.

8.

BAZA NUTRIȚIONALĂ A CONCEPTULUI SALVESTROL

Salvestrolii sunt „cea mai importantă descoperire în nutriție de la descoperirea vitaminelor."

❖ PROF. DAN BURKE

Despre Conceptul Salvestrol este important să reținem că este un mecanism de salvare bazat pe hrană. Acesta este cea mai uimitoare parte a descoperirilor noastre. Adesea uităm valoarea hranei noastre și o vedem doar ca pe un combustibil sau ca o diversiune plăcută atunci când ne bucurăm de compania familiei și a prietenilor. Conceptul Salvestrol ne reamintește importanța hranei și importanța calității hranei. Hrana ne menține în viață și, așa cum ilustrează Conceptul Salvestrol într-un mod atât de elegant, hrana ne poate ajuta să ne menținem sau să ne recâștigăm sănătatea.

Enzima CYP1B1 metabolizează salvestrolii care se găsesc în alimente (fructe, legume şi ierburi) pentru a induce distrugerea celulelor bolnave. Din acest punct de vedere, Conceptul Salvestrol nu presupune identificarea vreunui fruct minune, sau legumă, sau rădăcină preţioasă din vreo ţară îndepărtată.

CONSUMUL DE SALVESTROL DE-A LUNGUL TIMPULUI

Acest mecanism de salvare s-a dezvoltat pentru prima oară la mamifere acum aproximativ 150 de milioane de ani şi este prezent peste tot pe glob. Alimentele bogate în salvestrol sunt indigene fiecărui continent. Nu trebuie să ne facem griji că doar boabele de la poalele munţilor Himalaya, sau din jungla amazoniană sau din pădurea subtropicală din Haida Gwaii conţin ingredientele acestui mecanism de salvare cu salvestrol. Salvestrolul se găseşte în propria grădină indiferent unde locuim.

Problema este, aşa cum am mai discutat, dispariţia salvestrolului din hrana omului modern. Cercetările arată că, până în perioada victoriană, nivelul salvestrolului din dieta zilnică era de aproximativ 12 mg. În zilele noastre însă, în dieta zilnică se găsesc doar 2 mg de salvestrol.

SISTEMUL DE PUNCTE DE SALVESTROL

În intenţia de a traduce rezultatele cercetării într-un ghid practic de obţinere a unor doze suficiente de salvestrol, experţii de la Nature's Defence au pus la punct un sistem de puncte şi un set de reţete.

Aşa cum am menţionat mai devreme, selectivitatea este cea mai căutată trăsătură a unui agent anticanceros – adică un agent care ţinteşte celulele canceroase lăsându-le pe cele sănătoase neatinse. Cu cât mai selectiv este acel agent anticanceros, cu atât mai eficace este. Fiecare tip de salvestrol este diferit în ceea ce priveşte nivelul de selectivitate. Asta înseamnă că avem nevoie de doze diferite, exprimate în miligrame, pentru fiecare tip de salvestrol, pentru a obţine acelaşi efect. De exemplu, 1 mg de S55 echivalează cu 2300 mg de S40.

Dieta noastră nu furnizează niciodată doar un singur nutrient, ci mai multe odată, printre care şi salvestrolii. Acest fapt în sine este foarte benefic. Putem avea şi nutrienţii de care avem nevoie, cum este salvestrolul plus co-factorii benefici, şi alţi nutrienţi necesari pentru sănătate.

Aşa stând lucrurile, nu ar trebui să măsurăm cantitatea de salvestrol în miligrame, cum facem cu medicamentele. Ca să poată lua în considerare diferenţele de selectivitate între tipurile de salvestrol şi pentru a putea include orice salvestroli pe care îi găsim în alimente, cercetătorii au conceput o schemă pe bază de puncte pentru standardizarea nivelului general de salvestrol.

Sistemul pe puncte ia drept referinţă doza zilnică găsită în dieta din perioada victoriană. Pentru cele 12 mg de salvestrol de aici se consideră 100 puncte de salvestrol, iar aceste 100 de puncte reprezintă doza minimă necesară zilnic pentru menţinerea sănătăţii. Cei 2 mg de salvestrol care există de regulă în dieta modernă reprezintă în cel mai bun caz 17 puncte. O persoană sănătoasă ar trebui să consume zilnic salvestrol în valoarea echivalentă a 350 de puncte ca să-și mențină sănătatea. Cei care se luptă cu boli în stadii avansate au nevoie de cantități mult mai mari de salvestrol. Cercetările din farmacocinetică arată că, după ingerare, concentrația de salvestrol din sânge atinge maximul destul de repede, ca și alte substanțe, iar apoi scade către zero. Dar activitatea metabolică va fi mult mai productivă și va dura mai mult dacă se consumă salvestrolul tot odată, de exemplu la o singură masă, decât dacă se ia în cantități mai mici de mai multe ori în timpul zilei.

Ideea de a lua rația zilnică de salvestrol pe parcursul zilei confirmă obiceiul istoric de a-l obține prin mesele zilei și gustările dintre mese, și ajută la menținerea unui nivel mai constant al salvestrolului din sânge. Răgazul de peste noapte permite corpului să elimine celulele care au fost ucise în timpul zilei.

În colecția de rețete, intitulată „Salvestrol Richest Recipes" (Rețetele cele mai bogate în salvestrol), care este rezultatul analizei a peste 8000 de rețete, veți găsi, pentru fiecare rețetă în parte, numărul de puncte de salvestrol conținut într-o porție individuală. Cartea de rețete pornește de la premisa că ingredientele nu sunt produse organice, deoarece acestea se găsesc cel mai frecvent în comerț. Dacă reușiți să folosiți produse organice, atunci punctajul salvestrolului dintr-o rețetă poate crește de până la trei ori.

REȚETE: PUNCTELE DE SALVESTROL ÎN PRACTICĂ

Ca să vă arătăm cum funcționează sistemul de puncte, vom lua o rețetă foarte simplă de morcovi sălbatici (mici) cu mentă care poate însoți principalele feluri la o cină.

Morcovii se spală dar nu se curăţă, se fierb parţial şi se servesc cu unt, un strop de miere şi câteva frunze de mentă proaspătă. Se calculează 3 morcovi de persoană. O astfel de porţie înseamnă 5 puncte de salvestrol. Dacă morcovii şi menta provin din surse organice, atunci o porţie valorează 15 puncte de salvestrol.

Combinând alimentele bogate în salvestrol de la fiecare masă cu gustări bogate în salvestrol se poate ajunge la 100 de puncte zilnic. Dar cu o dietă organică această valoare este mult mai uşor de atins.

Nu vă faceţi griji dacă ajungeţi să consumaţi mai mult de 100 de puncte de salvestrol pe zi. Salvestrolii oricum fac parte din hrana noastră, iar dacă depăşiţi 100 de puncte nu se întâmplă nimic.

Ca să ajungeţi la 100 de puncte de salvestrol în fiecare zi trebuie să măriţi considerabil consumul de fructe, legume şi ierburi (verdeaţă). Ca să extrapolăm de la reţeta cu morcov, se poate observa că ar trebui să mâncăm 60 de morcovi neorganici, preparaţi ca mai sus, ca să atingem 100 de puncte de salvestrol. Aceste puncte pot fi realizate cu doar 20 de morcovi organici. Bineînţeles, nimeni nu mănâncă atâţia morcovi într-o zi. Dacă privim acest exemplu din perspectiva bucăţilor de fructe şi legume în loc să ne blocăm la morcovi, vedem că este necesar să mărim în general consumul de fructe şi legume, mai ales dacă produsele de care dispunem nu sunt organice. Veţi găsi în Anexa 4 alte câteva reţete bogate în salvestrol care demonstrează această idee.

Reţetele cu salvestrol, împreună cu punctajul per porţie, sunt oferite de Nature's Defence.

9.

MOTIVE DE OPTIMISM

Arta medicinei constă în a-l distra pe pacient
în timp ce Natura îl vindecă de boală.

❖ VOLTAIRE

În contextul Conceptului Salvestrol sunt câteva situa-
ţii interesante sau speciale, iar aici noi ne vom ocupa pe
scurt de trei dintre ele. În particular, vom pune în discuţie
câteva situaţii de pacienţi care fac terapii convenţionale şi
al căror pronostic nu este foarte încurajator.

CANCER OVARIAN

Prima situaţie este un cancer ovarian. S-a constatat că
în special enzima CYP1B1 este produsă din abundenţă în
cazurile de cancer ovarian şi metastazele lui – până la de
şase ori mai mult decât în alte tipuri de cancer (*McFadyen
MCE, et al., 2001*). Logic, cu cât se produce mai multă
enzimă CYP1B1, cu atât cresc şansele ca orice salvestroli
din organismul pacientei cu cancer ovarian să se activea-

ze şi să inducă moartea celulelor canceroase. Ceea ce este o veste foarte bună. Asta înseamnă un motiv în plus ca pacientele să adopte un regim alimentar bogat în fructe şi legume de origine organică, o dietă cu salvestroli.

MEZOTELIOMUL

Enzima CYP1B1 este prezentă în celulele maligne din 98% din cazurile de mezoteliom studiate, şi în cantităţi mari comparabile cu cele din cancerul ovarian. Din nou, această abundenţă de enzimă CYP1B1 facilitează moartea celulară dacă există un nivel suficient de mare de salvestrol în sângele pacientului cu mezoteliom. Dat fiind pronosticul sumbru pentru evoluţia mezoteliomului prin terapie convenţională, ar fi mai prudent să se treacă la un regim alimentar bogat în salvestrol.

ANIMALELE DE COMPANIE

CYP1B1, sau enzima salvatoare cum îi place Prof. Potter s-o numească, este prezentă şi la alte specii, nu numai la oameni. Diverse specii de peşti, ţipar, focă, delfin, broască, muşte de fructe, şoareci, şobolani, vaci şi câini – toate au produs enzima CYP1B1 sau cel puţin o enzimă foarte asemănătoare. Având în vedere acest lucru, cei care şi-au văzut musculiţele de fructe murind de cancer pot fi siguri că fructele lor nu erau organice!

Iubitorii de câini vor fi primii care apreciază importanţa enzimei CYP1B1 pentru animalul lor de companie. Multe animale au murit de cancer şi dacă CYP1B1 poate funcţiona ca enzimă salvatoare pentru oameni prin metabolizarea salvestrolului, atunci de ce nu ar funcționa la fel și la animale? Toți am văzut cum câinii mănâncă frunze sau iarbă când se simt rău. Poate că acesta este o reacție instinctivă care îi face să apeleze la binefacerile Conceptului Salvestrol.

Metabolismul câinilor este mai rapid și ei procesează doze mai mari de salvestrol mai eficient decât oamneii. Sigur că acest proces depinde și de talia câinilor deoarece datele diferă în funcție de greutate. La fel ca în cazul oamenilor, și la câini cel mai bine ar fi să introducem salvestrolul cu ocazia meselor.

ALTE BOLI

Conceptul Salvestrol reprezintă unul dintre mecanismele de apărare ale corpului pentru a ucide celule care trebuie ucise. Cercetătorii din cartea noastră se ocupă de cancer, subiectul principal al acestei discuții. Însă sunt multe tipuri de celule care trebuie ucise și îndepărtate și există dovezi că acest mecanism are o arie mai largă de acțiune, nu se limitează doar la cancer.

Pe când studiau țesuturile bolnave în căutarea CYP1B1, echipa de cercetare a descoperit că aceasrtă enzimă unică este prezentă și în colita ulceroasă. Asta înseamnă că aceste celule ar trebui și ele să fie ucise prin metabolizarea salvestrolului. O persoană care suferă de colită ulceroasă și-ar putea ameliora starea atât cu dieta îmbogățită cu fructe și legume organice, cât și cu suplimente de salvestrol.

Bolile autoimune sunt un alt exemplu în care creșterea aportului zilnic de salvestrol pare să scadă inflamația și să îmbunătățească starea bolnavului. Bolile autoimune sunt acum în creștere. Celulele imune de regulă mor odată ce misiunea pentru care au fost create este îndeplinită. În anumite boli boli autoimune apare o aglomerare de celule imune mature care, în loc să moară, continuă să rămână active, afectând astfel țesutul sănătos. Se poate vedea imediat că dacă dieta este săracă în salvestrol imflamația persistă, iar unele boli autoimune vor escalada.

Poate vă aduceți aminte de mai devreme că interesul inițial pentru resveratrol a venit din studierea efectului lui asupra sistemului cardiovascular. De când s-au descoperit noile tipuri de salvestrol există dovezi preliminare că salvestrolul lipofilic S31G, poate scădea tensiunea arterială. Mai sunt necesare câteva studii pentru a înțelege pe deplin acest efect.

În sfârșit, merită să repetăm că salvestrolul îndeplinește aceeași funcție antifungică la oameni pe care o au și în plante. Asta nu înseamnă că un tip de salvestrol poate combate orice infecție fungică fiindcă salvestrolii sunt specializați în funcție de agentul patogen. Cu toate acestea, o dietă bogată în legume și fructe organice ar trebui să furnizeze o gamă largă de salvestroli care pot ajuta corpul în cazurile de infecții fungice frecvente la om: de exemplu, candidoza, micoza piciorului etc.

Deși acești savanți s-au concentrat pe cercetarea cancerului, aceste descoperiri adiționale arată că salvestrolii pot avea o gamă largă de beneficii pentru sănătate. În timp vom putea să înțelegem mai bine mecanismele morții celulare și în alte boli. Până atunci nu avem cum să greșim cu ceva dacă adăugăm mai multe fructe și legume organice la dieta noastră.

10.

ULTIMELE ȘTIRI

Ca să ai o idee bună trebuie să ai foarte
multe idei.

❖ LINUS PAULING

Nature's Defence derulează un program foarte activ de
cercetare pentru a înțelege mai bine salvestrolii, sursele
de salvestroli din hrană și enzimele care îi activează, de
exemplu CYP1B1. Pe măsură ce se acumulează noi cu-
noștințe despre aspectele pe care le implică noul Concept
Salvestrol, Nature's Defence va putea extinde utilitatea
salvestrolului, indiferent dacă este obținut direct din hra-
nă sau suplimente, sau ambele, iar persoanele care suferă
de cancer vor putea beneficia de aceste cunoștințe.

SINERGIA DINTRE SALVESTROLI

S40 și S31G au fost primii salvestroli din suplimentele cu
salvestrol. Diferența principală dintre ei este că S40 este
hidrofilic, în timp ce S31G este lipofilic. Cu alte cuvinte,

S31G se poate răspândi cu repeziciune prin corp. S40 este transportat prin corp prin sistemul circulator.

Observațiile recente i-au făcut pe cercetătorii de la Nature's Defence să presupună că există o relație sinergică între S40 și S31G și de fapt între toți salvestrolii, ceea ce ar avea drept efect o mai intensă activare și eficiență decât pentru fiecare salvestrol luat separat. În plus, fiecare tip de salvestrol are proprietăți nutriționale unice în afară de beneficiile care derivă din metabolizarea lor de către enzima CYP1B1. Dat fiind că salvestrolii se obțin de regulă din hrană, în timpul unei mese noi consumăm mai multe tipuri de salvestrol împreună cu o gamă diversă de cofactori ai salvestrolului. Această sinergie ipotetică funcționează după modelul specific de ingestie al salvestrolilor.

CELE 5 SERII DE SALVESTROLI

S55 este un membru al noii generații de salvestroli descoperiți recent. După cum am văzut, potența agenților anticanceroși se măsoară în funcție de selectivitatea lor. Cu alte cuvinte, e vorba de capacitatea lor de a ucide celule canceroase fără a vătăma țesutul sănătos. Selectivitatea lui S55 este egală sau mai mare decât cea măsurată la promedicamentul Stilserene pe care l-a dezvoltat Prof. Potter pentru a ținti enzima CYP1B1. Acesta este un compus obținut din hrană extrem de puternic și țintit. Cele 5 serii de salvestroli au rezultate foarte promițătoare și sunt în continuare subiectul unor cercetări avansate.

Descoperirea celor 5 serii de salvestroli subliniază angajamentul neobosit al cercetătorilor de la Nature's

Defence. Efortul de a găsi noi tipuri de salvestroli este unul permanent.

DEZVOLTAREA DE PRODUSE NOI

Odată cu descoperirea unei generații noi de salvestroli deosebit de puternici, cercetătorii de la Nature's Defence încearcă să înțeleagă acești compuși pentru ca mai apoi să-i poată încorpora în produse noi.

Descoperirea conceptului Salvestrol a arătat că abordarea acestor substanțe deschide oportunități noi pentru tratarea altor boli, precum și pentru terapii noi mai specializate pentru anumite tipuri de cancer. În funcție de timp și resurse, cercetările vor fi extinse pentru a include aceste noi direcții. Nu se va precupeți niciun efort pentru a combina cunoașterea mecanismului bolii și evaluarea alimentelor pentru a descoperi noi tipuri de fitonutrienți benefici.

STUDII DE CAZ

În ultimii câțiva ani echipa de cercetare a avut posibilitatea de a urmări evoluția unor pacienți care erau tratați, printre altele, cu salvestrol în încercarea de a învinge cancerul. În anul 2007 cinci persoane și-au dat acordul pentru participarea în studii de caz. În cazul lor, cancerul era reprezentat de: un carcinom de celule scuamoase în stadiul 2-3 la plămân; un melanom în stadiul 4; cancer de prostată; un cancer de sân agresiv în stadiul 3 și un cancer de vezică urinară. Toți cei cinci s-au vindecat complet de cancer (Schaefer B., 2007). În 2010 alți șase pacienți au fost de acord să participe la studii de caz. Diagnosticul lor a fost stabilit după cum urmează: cancer de sân în stadiul 3; cancer la ficat în stadiul 2; cancer de colon; un cancer recurent de prostată; un alt cancer de prostată cu un scor Gleason 6 (3+3) și un limfom Hodgkin în stadiul 3 B. Din nou, toți cei șase s-au vindecat complet de cancer (Schaefer B., 2010).

Monitorizarea pacienților care au participat la studiile de caz ne-a făcut să credem că rezultatele cele mai bune au apărut atunci când pacienții și-au schimbat dieta și stilul de viață odată cu folosirea salvestrolului. Se pare că o dietă mai organică, cu un aport mai mare de fructe și legume, precum și măcar puțină mișcare contribuie foarte mult la capacitatea de a beneficia de calitățile salvestrolului.

Aceste studii de caz au evidențiat faptul că anumite persoane răspund extraordinar de repede la salvestrol. În plus, anumite persoane răspund foarte bine la doze mici de salvestrol. Cu toate că aceștia reprezintă un procent mic din rândul celor care au o reacție bună la Salvestrol, evoluția lor sugerează întrebări importante pentru cercetări viitoare. Ce anume la acești pacienți determină un răspuns atât de rapid, sau la o doză atât de mică? Ei absorb salvestrolii mai eficient? Metabolizează salvestrolii mai eficient? Să sperăm că cercetările vor da un răspuns la aceste întrebări.

În prezent se desfășoară un studiu follow-up pentru a vedea evoluția acestor 11 persoane. La finalul lui, rezultatele vor fi publicate. Între timp, studiile de caz includ o diversitate de pacienți noi. Când ele vor fi finalizate vom publica date despre cancerul de sân în stadiul 1, carcinomul de anus cu celule scuamoase, cancerul ovarian, hiperplazia prostatică benignă și leucemia limfocitară cronică. Studiile de caz reprezintă o componentă importantă a efortului general de cercetare și va constitui o arie de cercetare permanentă.

FORMAREA PROFESIONALĂ A MEDICILOR

Mulți medici și-au exprimat interesul pentru un curs despre diverse aspecte referitoare la salvestroli și utilizarea lor. Ca reacție la această cerere, Nature's Defence a dezvoltat un Program de Formare pentru Medici. Programul cuprinde un număr de module și sesiuni de întrebări și răspunsuri la sfârșitul fiecărui modul. Medicii sunt încurajați să discute rezultatele cercetărilor care le sunt prezentate. Modulele îi ajută pe cursanți să:

- ❖ Recunoască aplicațiile salvestrolilor
- ❖ Folosească salvestrolii cu succes în terapii
- ❖ Identifice factorii care influențează eficacitatea salvestrolilor
- ❖ Recomande un regim alimentar în completarea terapiei cu salvestrol
- ❖ Ia decizii educate în legătură cu utilizarea salvestrolilor
- ❖ Exploreze împreună cu colegii lor potențialele utilizări ale salvestrolilor
- ❖ Să se familiarizeze cu cercetările despre salvestroli
- ❖ Formuleze întrebări despre salvestroli în cunoștință de cauză

La promovarea cursului participanţii vor primi un certificat din care rezultă că participanţii sunt calificaţi să facă recomandări în ceea ce priveşte salvestrolii. Numele celor care primesc acest certificat vor fi publicate pe situl web despre salvestrol pentru ca potenţialii clienţi să îi poată localiza uşor.

11.

INSTRUMENTE PENTRU DEPISTAREA LA TIMP A CANCERULUI

Poți să crezi că poți, sau că nu poți, tot ai dreptate.

❖ HENRY FORD

De-a lungul anilor, echipa de cercetare a avut multe discuții în jurul nevoii de instrumente clinice mai bune pentru cercetarea cancerului. În 2007 s-a luat decizia de a rezolva această problemă și s-a înființat compania CARE Biotechnologies Inc. cu scopul de a efectua cercetări pentru realizarea acestor instrumente. Cercetătorii de la CARE Biotechnologies lucrează la realizarea a două analize de sânge separate pentru detectarea timpurie a cancerului, monitorizarea progresului bolii, individualizarea tratamentului și monitorizarea pacienților pe perioada remisiei.

NEVOIA DE NOI INSTRUMENTE CLINICE

Există o dublă dificultate în ceea ce priveşte instrumentele clinice existente. Tehnologia actuală poate să detecteze cancerul doar în punctul în care formaţiunea a ajuns la un număr de 10^8 până la 10^9 celule (dacă vă uitaţi la unghia de la degetul mic, jumătate din ea înseamnă dimensiunea pentru 10^8 până la 10^9 celule – cam cât un bob de mazăre) – când cancerul atinge un număr de 10^{12} celule (cam un litru) pacientul moare. Până când tehnologia modernă să poată spune că ai cancer, boala s-a întins pe furiş până la aproximativ 75% din durata ei de viaţă. (Dan Burke a scris un articol excelent pe această temă: *Burke, MD, 2009*).

Cealaltă parte a problemei este că, odată ce ţi s-a spus că ai cancer, instrumentele existente sunt insuficiente, pentru majoritatea tipurilor de cancer, pentru monitorizarea evoluţiei bolii şi a eficacităţii tratamentului, precum şi pentru depistarea unei reapariţii a cancerului.

În Figura 3 se pot observa implicaţiile creşterii neobservate a cancerului. Zona de gri reprezintă perioada de creştere nedetectată a cancerului.

Acest lucru are implicaţii pentru intenţia de prevenire a cancerului. Cei care doresc să-l prevină pornesc de la premisa că nu au boala. Poate că se duc la medic şi primesc recomandări pentru prevenirea cancerului. Dar aceste recomandări pornesc şi ele de la premisa că persoana respectivă nu are cancer în acel moment. Şi totuşi această persoană se poate afla în orice punct pe linia de sub nivelul de detectare. Dacă deja se află pe o direcţie ascendentă pe acea linie, dozele de prevenţie încetinesc dezvoltarea cancerului, însă nu îl stopează şi, la un moment dat, el tot va ajunge în punctul în care va putea fi detectat.

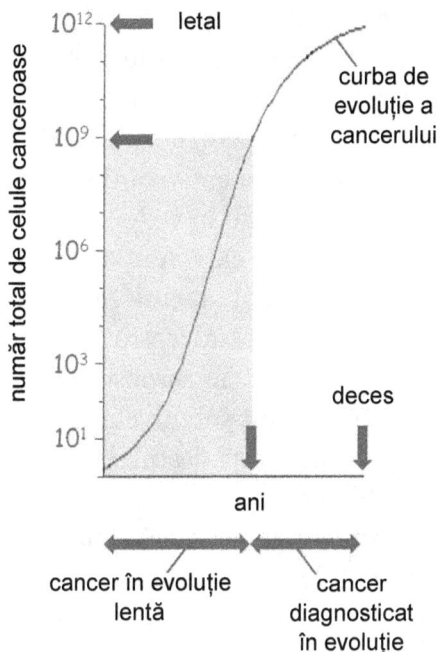

Figura 3. Creşterea nedepistată a cancerului. Retipărită cu permisiunea Prof. Dan Burke.

Această figură mai sugerează şi implicaţiile pentru persoanele care s-au luptat cu boala până în punctul în care medicul le-a spus că totul este în ordine şi cancerul a dispărut complet. Această afirmaţie poate să însemne pur şi simplu că boala a coborât din nou sub nivelul detectabil. Este posibil să nu mai fie bolnavi şi să nu mai aibă în corp celule canceroase mai multe decât o persoană considerată sănătoasă. Cu toate acestea, concluzia că totul e în regulă mai poate însemna şi că medicul curant pur şi simplu nu a mai putut detecta celule canceroase acolo unde ele există din abundenţă dar sub nivelul de detectare al tehnologiei existente, adică în zona gri de cancer nedepistat. Acesta este un scenariu foarte probabil pentru persoanele care află că nu mai au nimic iar peste câţiva ani sunt din nou diagnosticaţi cu cancer. Având în vedere aceste aspecte, ar fi mai bine ca persoanele care sunt declarate vindecate să continue cu schimbările făcute în dietă şi stilul de viaţă, inclusiv aportul de salvestroli, pentru a se asigura că nivelul celulelor canceroase care încă se mai află în corp scade cu mult sub nivelul detectabil.

Trăgând linie, tabloul este destul de sumbru.

Nu ar fi mai bine să avem la dispoziţie o simplă analiză de sânge pentru a depista orice tip de cancer, cu o acurateţe suficient de mare încât să detecteze prezenţa bolii cu mult timp înainte să se ajungă la 10^8 şi 10^9 celule? Gândiţi-vă cât de uşor ar fi să îi ajutăm pe aceşti oameni să-şi refacă sănătatea - şi nu ar fi bine dacă o simplă analiză de sânge ar putea fi folosită pentru a monitoriza orice tip de cancer cu un nivel de acurateţe care să ne permită să vedem imediat dacă o terapie funcţionează sau nu şi dacă doza este suficient de mare? O analiză de sânge care să funcţioneze cu precizie şi pentru cancerul de pancreas, şi pentru cel de sân – o analiză la fel de eficientă în cancerul de glandă suprarenală ca şi în cel de prostată. Astfel de instrumente ar face viaţa mult mai uşoară atât pentru clinicieni cât şi pentru pacienţi.

DEZVOLTAREA UNOR INSTRUMENTE CLINICE PENTRU DEPISTAREA TIMPURIE ŞI MONITORIZAREA CANCERULUI

Nevoia de instrumente clinice noi este evidentă. Una dintre implicaţiile foarte serioase ale cercetării Prof. Potter şi Prof. Burke este că se creează condiţiile pentru realizarea unor asemenea analize de sânge descrise mai sus.

Am început să vedem pe ce anume trebuie să ne concentrăm. Aveam o expertiză considerabilă în domeniul enzimelor CYP şi în domeniul metaboliţilor secundari din plante, precum şi în metabolizarea lor de către enzimele CYP. În special, aveam CYP1B1, un marker universal pentru cancer, şi salvestrolii, promedicamente naturale, iar în acest context asta înseamnă că trebuie să căutăm indicii în fluidele corpului. Dat fiind mecanismul salvestrol – CYP1B1, ar trebui să existe anumite indicii care să ne semnalizeze prezenţa şi statusul bolii. Am putea să ne bazăm pe cunoştinţele despre această relaţie metabolică pentru a estima stadiul bolii.

Am luat decizia de a ne folosi de aceste cunoştinţe pentru a dezvolta instrumente clinice pentru depistarea timpurie a tuturor tipurilor de cancer şi pentru evaluarea eficacităţii tratamentului - şi asta nu e puţin! În acest scop, un lucru pe care l-am aflat până acum în cadrul acestui proiect este că trebuie să ai în echipa de cercetare persoane care nu ştiu că acest lucru nu este posibil!

Aşa am tras concluzia că, din două direcţii, avem de ales doar una. O direcţie evidentă era să dezvoltăm o metodă pentru depistarea prezenţei şi măsurarea enzimei CYP1B1. Din moment ce CYP1B1 este o componentă intrinsecă a celulelor canceroase, dacă am putea-o detecta și măsura în sânge sau în urină, am fi siguri de prezența bolii. A doua cale, mult mai puțin evidentă, era să dezvoltăm o metodă pentru detectarea și măsurarea rezultatului metabolizării enzimei CYP1B1. Dacă am putea să găsim un produs suficient de puternic al metabolizării CYP1B1, să îl detectăm și să-l măsurăm, atunci am avea un alt indiciu direct al prezenței cancerului. Așa că am decis să urmăm ambele căi – două teste universale pentru cancer.

ABORDAREA PROTEOMICĂ

În timp ce căutam modalități de detectare și măsurare a enzimei CYP1B1 eram conștienți că sarcina noastră ar fi mult mai ușoară dacă am fi avut un anticorp – ceva care să ne ajute să izolăm CYP1B1 de orice altceva din sânge. Mai precis, aveam nevoie de un anticorp pentru un lanț aminoacid care să fie 100% specific enzimei CYP1B1, să acopere formele sălbatice și polimorfele principale și să nu se găsească în nicio bacterie. Mai voiam să nu aibă locuri importante de clivaj (adică locuri unde lanțul ar putea fi digerat și rupt) prin el. Aceste criterii au exclus toți anticorpii care se cunosc până acum pentru CYP1B1. Am făcut o cercetare amănunțită și am identificat un set de peptide care îndeplinesc criteriile noastre și am trecut la crescut anticorpi.

CYP1B1 este o enzimă foarte dificilă în ceea ce privește cultivarea unor anticorpi care să aibă o puternică afinitate pentru peptida noastră fiindcă CYP1B1 este prezentă în atâtea forme de viață, în formă identică sau aproape identică cu cea care există în organismul uman. Cu toate acestea, am reușit să cultivăm un anticorp pentru o anumită peptidă a CYP1B1 și am încercat să-i mărim afinitatea până când am obținut ceva ce putea fi folosit.

Primul gând a fost să vedem dacă putem detecta și măsura enzima CYP1B1 în mostre tumorale umane. La vremea respectivă părea o idee bună – unde am fi putut găsi enzima CYP1B1 din abundență?

Am lucrat un an la metode de preparare a mostrelor și testând mostre cu ajutorul celui mai sofisticat echipament de spectrometrie de masă din lume. Am inoculat matricea tumorală cu CYP1B1 din surse recombinante și am reușit să recuperăm materialul recombinant, dar nu am reușit niciodată să detectăm enzima nativă CYP1B1. Acest eșec ne-a dat bătăi de cap pentru că pornisem de la ipoteza că dacă nu puteam detecta și măsura enzima CYP1B1 în mostre tumorale, unde se găsea din abundență, nu aveam cum să o detectăm și să o măsurăm în sânge sau urină. Dat fiind că puteam detecta și măsura recombinanta CYP din matricea tumorală, știam că aveam o problemă de preparare a probei și extracție – fie nu eliberam enzima din materialul înconjurător, fie distrugeam enzima cu metoda noastră de prepaprare.

În aceste condiții ne-am hotărât să nu mai căutăm CYP1B1 în țesut și să ne concentrăm pe detectarea ei în sânge. Această decizie părea cam neortodoxă, dar ne-am gândit că dacă vreodată vom avea un instrument viabil de diagnosticare și monitorizare, trebuia să funcționeze cu probe de sânge și urină, așa că dacă tot trebuia să ne dăm cu capul de un perete, măcar să fie peretele pe care trebuia oricum să-l dărâmăm. De fapt, ideea nu e chiar așa de ciudată – chiar dacă toată lumea ne-a zis că suntem duși cu pluta. Când lucrezi cu sânge nu mai trebuie să parcurgi nişte etape de pregătire a probei, ca la ţesuturi, fiindcă nu lucrezi cu atât de mult material intact – deja lucrezi cu un material fragmentat.

Aşa că ne-am apucat să căutăm peptida pentru CYP1B1 în sânge. Am ajuns la aceleaşi rezultate pe care le-am obţinut cu ţesuturile! Am inoculat CYP1B1 recombinantă în sânge şi am reuşit să o recuperăm, dar tot nu am reuşit să recuperăm enzima nativă CYP1B1 – asta în timp ce toată lumea ne spunea „Ţi-am zis eu!" – până când un membru al echipei a venit cu ideea strălucită de a porni cu o cantitate mai mare de sânge! Am mărit proba iniţială şi am detectat şi măsurat peptida nativă.

REZULTATELE ABORDĂRII PROTEOMICE

Peptida naturală pentru enzima CYP1B1 a fost identificată cu succes prin capturarea pe principiul afinităţii la anticorp şi în 20 µl, şi în 200 µl de plasmă recoltată de la pacienţi cu cancer. Cantitatea de enzimă naturală CYP1B1 din această probă s-a estimat la ~200 amol/µl de plasmă. Apoi rezultatul s-a repetat la încă 5 probe suplimentare:

Proba	Cantitatea de CYP1B1 (amol/µl de plasmă)
1	12,5
2	2,0
3	9,4
4	9,2
5	4,9

Cantități mai mici de peptidă s-au găsit în acele probe în care cantitatea de enzimă naturală CYP1B1 era de la 2 până la 12,5 amol/µl de plasmă (*Schaefer B., 2010*).

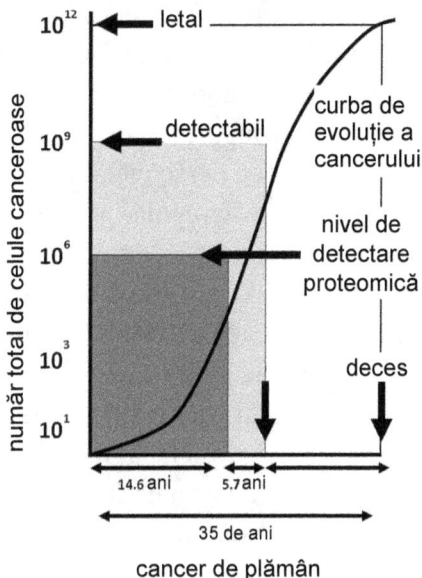

Figura 4. Noul prag de detectare pentru cancerul pulmonar.

S-au îmbutătățit apoi metodele de preparare a probei, după care am început o serie de teste intensive pe probe clinice de la pacienți cu cancer colorectal, ovarian și pulmonar. Am reușit să detectăm peptida și, implicit, enzima CYP1B1 în toate aceste tipuri de cancer. Mai mult, am reușit să detectăm enzima CYP1B1 într-un standard proteomic – adică o probă de plasmă care reprezintă plasma obţinută de la o mare diversitate de persoane sănătoase, la care s-au adăugat cantităţi specifice de compuşi ai sângelui cunoscuţi pentru a calibra instrumentele analitice ca, de exemplu, spectrometrul de masă. Detectarea enzimei CYP1B1 într-un standard proteomic serveşte drept punct de referinţă în măsurarea nivelului de bază găsit la persoanele sănătoase până când se efectuează şi alte teste. Nivelul găsit în standardul proteomic era foarte mic, cum era de aşteptat dat fiind că persoanele sănătoase au foarte puţine celule canceroase de regulă.

La mostrele recoltate de la pacienţii cu cancer pulmonar nivelurile enzimei CYP1B1 se situau între de 92 ori şi de 6291 ori nivelul de bază din standardul proteomic şi reflectau corect gradul de progresie al bolii.

De la aceste date ne-am întors la figura despre creşterea nedetectată a cancerului şi am făcut nişte calcule pentru a estima în ce punct putem plasa noul prag de detectare cu noile date. În figura 4 observăm că prin aplicarea acestui test proteomic pentru cancer am putea detecta cancerul pulmonar cu aproximativ 5,7 ani mai devreme decât se face cu tehnologia existentă. La drept vorbind, în ciclul de viaţă al cancerului pulmonar, detectarea lui cu 5,7 ani mai devreme înseamnă diferenţa dintre viaţă şi moarte, dintre lacrimi şi zâmbet.

REZUMATUL ABORDĂRII PROTEOMICE

În acest moment avem o metodă de pregătire a probei şi un anticorp (o analiză) cu care se poate detecta şi măsura direct cancerul prin detectarea enzimei CYP1B1 în plasmă. Atunci când găsim peptida în sânge cu această analiză suntem siguri de prezenţa cancerului – nu există un fals rezultat pozitiv, sigur este cancer.

Am lucrat cu echipamente de cercetare, însă acum am identificat un spectrometru de masă care se foloseşte în laboratoarele clinice şi credem că acest aparat ne va ajuta să facem această analiză disponibilă în toate laboratoarele clinice.

Acum avem de făcut o mulţime de experimente: de îmbunătăţire a metodelor, de stabilitate, de validare, de transfer al metodei – dar cel puţin în acest moment ştim că se găseşte în sânge, putem să-l identificăm şi putem să-l măsurăm. Unul dintre avantajele acestei abordări este că va fi o procedură simplă şi uşoară pentru pacient. Nu are nimic de făcut decât să-şi întindă braţul ca pentru orice altă analiză de sânge. Un alt avantaj este că reprezintă o modalitate directă de detectare şi măsurare a cancerului însuşi şi se aplică pentru toate tipurile de cancer, de la cel de pancreas până la cel de sân. În al treilea rând, acest test operează la un nivel deosebit de înalt de sensibilitate şi avem motive întemeiate să credem că putem mări şi mai mult această sensibilitate.

ABORDAREA METABOLITULUI

Cunoaştem diversele substraturi ale enzimei CYP1B1, adică ştim ce metabolizează şi, în special, ştim multe despre salvestrolii pe care îi metabolizează. Deci ce se întâmplă când ingerăm salvestroli?

Salvestrolii ne vin prin hrană în două moduri: sub formă de glicozidă şi sub formă de aglicon – în hrană cam 80% ca glicozidă şi 20% agliconă, iar în capsule 100% aglicon.

Atunci când ingerăm glicozida, zahărul din plantă este înlăturat şi înlocuit cu zahăr uman. Atunci când ingerăm agliconul, se adaugă un zahăr uman. Toate acestea în codiţii perfecte de sănătate, desigur. Noua glicozidă este apoi transportată şi atunci când întâlneşte o celulă canceroasă zahărul uman este înlăturat lăsând aglicona la locul unde se află cancerul. Această etapă este îndeplinită de beta-glucuronidază. Apoi agliconul se leagă de CYP1B1 şi este metabolizat. Metabolitul induce apoptoza vărsând conţinutul celulei canceroase, inclusiv peptidele şi metaboliţii enzimei CYP1B1, în spaţiul înconjurător. Din perspectiva dezvoltării analizei de sânge, asta înseamnă că interacţiunea enzimei CYP1B1 cu salvestrolii ne oferă o gamă variată de aspecte măsurabile ale acestui proces care ne pot oferi detalii despre prezenţa bolii fiindcă anumite aspecte pot apărea doar dacă boala este deja instalată şi metabolismul a avut loc.

La început am verificat lista de salvestroli în căutare de metaboliţi care sunt produşi din belşug prin metabolismul CYP1B1 dar nu se găsesc într-un regim alimentar obişnuit. Din această listă a reieşit un metabolit.

Ne-am uitat să vedem dacă putem găsi aglicon în sânge şi urină – structuri anticipate iniţial – iar apoi, utilizând standarde sintetizate, am putut să detectăm în manieră sigură şi să măsurăm agliconul atât în sânge cât şi în urină. Apoi am realizat un studiu farmacocinetic folosind voluntari sănătoşi pentru a vedea dacă salvestrolii ating concentraţii maxime în sânge la trei ore după ingestie. Am identificat vârful agliconului rezultat din salvestrol folosind HPLC (cromatografia de lichide de înaltă performanţă, o tehnică analitică standard pentru separarea compuşilor dintr-un amestec complex). Înainte de analiza HPLC, se preparau mostrele şi se utiliza beta-glucuronidaza pentru a îndepărta zahărul din glicozidă, aducând astfel glicozida şi agliconul la acelaşi semnal.

Apoi am decis să vedem dacă putem găsi o diferenţă între voluntarii sănătoşi şi cei cu cancer avansat. Am administrat 1 gram dintr-un salvestrol specific fiecărui subiect, am aşteptat 3 ore şi le-am recoltat sânge. De asemenea, le-am cerut voluntarilor să colecteze urina din 24 de ore. După cum era de aşteptat, la voluntarii sănătoşi nu am găsit niciun metabolit – pur şi simplu am recuperat substratul (salvestrolul) din sânge şi urină. La voluntarii bolnavi de cancer situaţia era diferită. Am identificat un vârf foarte clar la HPLC acolo unde am anticipat că metabolitul va ieşi din coloană. Unii dintre aceşti voluntari aveau cancer în stadiu foarte avansat, iar la ei nu am găsit nicio urmă de aglicon sau glicozidă, ci doar metabolitul. Nici la examinarea urinei nu am găsit aglicon. 1 gram de substrat părea că a fost folosit în întregime. La alţi pacienţi cu cancer am găsit cantităţi reduse de aglicon dar şi vârfuri mari de metabolit. Asta înseamnă că proporţia dintre metabolit şi aglicon ar putea avea o valoare clinică mult mai mare decât doar metabolitul singur – asta vom afla în timp. Am făcut aceste teste cu subiecţi reprezentând o gamă largă de tipuri de cancer frecvent întâlnite: de sân, stomac, rinichi, prostată etc., şi o diversitate de stadii, deşi ne-am orientat mai mult către stadiile mai avansate. Vârfurile de metabolit au apărut la toţi, aşa cum ne aşteptam dat fiind că noi studiem produsul metabolic al unui marker universal pentru cancer.

CONCLUZIA DESPRE METABOLIȚI

Așa că, în acest punct, avem o metodă de preparare a mostrei care ne permite să detectăm agliconul și metabolitul în sânge sau urină folosind HPLC. Există o separare clară între rezultatele obținute de la voluntarii sănătoși în comparație cu cei bolnavi. La fel ca la abordarea proteomică, dacă identificăm metabolitul în sânge, cancerul este prezent.

Un avantaj extraordinar al acestei abordări este că folosește produse naturale pentru diagnostic. Ne folosim de metabolismul unui produs natural pentru a identifica prezența și stadiul bolii. O altă trăsătură pozitivă este că putem construi semnalul prin cantitatea de substrat pe care o administrăm. În al treilea rând, nu doar aflăm că enzima CYP1B1 este prezentă și, implicit, că este cancerul prezent, dar știm și că enzima funcționează corect.

Până acum luam sânge la 3 ore, când concentrația substratului atinge cote maxime. Urmează să începem un studiu farmacocinetic pentru a determina concentrația maximă a metabolitului. Odată ce reușim să recoltăm sânge exact la momentul de vârf al concentrației metabolitului vom putea depista cancerul mult mai devreme căci așa vom obține semnalul maxim pentru cantitatea de salvestrol administrată. La fel ca și testul proteomic, testul metabolitului este universal aplicabil.

DECI UNDE NE AFLĂM ACUM?

În prezent, avem două analize pentru depistarea și măsurarea cancerului. Ambele operează independent de orice indicii anterioare despre un eventual tip de cancer.

Marea calitate a acestor abordări este că funcționează pentru toate tipurile de cancer – sunt două teste universale pentru cancer care pot fi utilizate pentru diagnosticarea și monitorizarea tuturor tipurilor de cancer. Dezavantajul este că tot va trebui să validăm ambele abordări pentru fiecare tip de cancer în parte, ceea ce înseamnă că avem un număr uriaș de validări de făcut de acum încolo.

Până acum, fiecare membru al echipei a avut testul lui preferat pentru sânge – fie testul metabolitului, fie testul proteomic. Cu toate acestea, de la început au existat argumente solide pentru a susține ambele abordări până la capăt pentru că ele vin cu seturi diferite de avantaje și dezavantaje. Când le combinăm putem oferi mult mai multă asistență clinică decât doar cu una din ele.

UN POSIBIL SCENARIU FOLOSIND AMBELE TESTE

De exemplu, să spunem că avem două femei în vârstă de 36 de ani, cu un istoric de familie și medical foarte asemănător etc., și amândouă au o formațiune canceroasă de 2 cm la un sân. Medicul decide să facă testul metabolitului. La una dintre femei se observă un vârf mare de metabolit, dar fără aglicon și fără glicozidă. La cealaltă femeie se observă un vârf mediu de metabolit și vârfuri mici de aglicon și glicozidă. Ce se întâmplă? Dacă apelăm doar la testul de metabolit, am trage concluzia că la prima femeie enzima CYP1B1 funcționează perfect și folosește tot substratul, în timp ce la cealaltă ar putea exista mai multe substraturi care sunt în competiție în corpul ei și inhibă funcționarea enzimei CYP1B1 – de exemplu, poate că a folosit prin casă niște vopsea care conţine agenţi antifungici, sau poate că de curând a venit cineva să-i cureţe coşul de fum cu substanţe antifungice, sau poate că îşi face plimbarea zilnică prin preajma unui teren de golf unde se folosesc din belşug spray-uri antifungice. Mai putem şi să presupunem că prima femeie mai are încă o formaţiune tumorală nedepistată încă. Dacă acum facem şi testul proteomic putem să aflăm mai precis ce se întâmplă cu aceste femei. Să presupunem că facem şi testul proteomic şi găsim un vârf mai mare de peptidă la prima femeie decât la cealaltă. Acest rezultat ne spune că s-ar putea să nu fie nicio diferenţă între cele două femei în ceea ce priveşte funcţionarea CYP1B1, dar confirmă că prima femeie are încă o formaţiune tumorală nedepistată care explică valorile mai mari. Medicul curant are acum posibilitatea să caute a doua tumoare.

UNDE VREM SĂ AJUNGEM?

Cercetarea şi dezvoltarea de până acum ne-au dat certitudinea că se va putea face o simplă analiză de sânge sau urină pentru a depista cancerul cât mai devreme. Avem încredere că vom găsi mijloace de monitorizare a cancerului eficiente din punct de vedere al costului şi minim invazive. Această echipă de cercetare speră că sensibilitatea testelor va creşte în aşa fel încât clinicienii vor putea afla rapid dacă un tratament funcţionează sau nu şi dacă dozajul este corect. Aceste aspecte ar putea îmbunătăţi considerabil capacitatea clinicianului de a personaliza tratamentul în funcţie de nevoile pacientului.

În sfârşit, echipa de cercetare este încrezătoare că se va realiza o modalitate minim invazivă de monitorizare a cazurilor de remisie. Monitorizarea remisiei ar putea fi ceva simplu ca, de exemplu, o bifare suplimentară pe o cerere de laborator la finalul unei consultații.

Pe lângă dezvoltarea metodelor de diagnosticare, se fac și eforturi logistice pentru a găsi cea mai bună modalitate, la un preț rezonabil, de a pune aceste teste la dispoziția celor care au nevoie de ele.

12.

CONCLUZIE

Durează cam patruzeci de ani pentru ca
inovația să-și facă loc în gândirea curentă.
Mă aștept și sper ca, în următorii cinci sau
zece ani, medicina ortomoleculară să nu
mai fie o specialitate a medicinei și că toți
medicii vor utiliza regimul alimentar ca pe un
instrument esențial în tratarea bolii.

❖ PROF. ABRAM HOFFER, M.D.

Călugării care l-au primit pe bietul meu prieten la necaz
au intuit, se pare, principiile Conceptului Salvestrol, nu
din perspectivă științifică, ci mai degrabă prin observație
și raționamente de bun simț.

Se pare că, prin regimul vegetarian, călugării se
bucură de o sănătate bună și de viață lungă cu foarte
puține cazuri de cancer în rândul lor. Cu siguranță nu-și
cheltuiesc banii pe chimicale agricole ca să-și asigure
hrana. Date fiind condițiile climatice în care trăiesc, sunt
șanse mari să găsească din abundență fructe proaspete

tot timpul anului, şi le culeg direct din copac imediat ce s-au copt. După cum am văzut, aceşti factori determină prezenţa salvestrolului în fructe în cantităţi mari.

Când tânărul nostru a trecut la o dietă bogată în fructe şi sucuri nefiltrate de fructe, el şi-a refăcut rezerva terapeutică de salvestroli. După cum arată Conceptul Salvestrol, salvestrolii au intrat în sistemul lui circulator şi au ajuns la celulele canceroase. Intrând în ele, salvestrolii au dat peste enzima CYP1B1 şi au fost metabolizaţi în agenţi anticanceroşi. Metabolitul rezultant a iniţiat apoi o cascadă de procese în interiorul celulei canceroase care a dus la moartea ei. Procesul a continuat în fiecare zi până când tot cancerul a fost distrus iar celulele canceroase au fost eliminate din corp. Pentru bietul nostru prieten, ca şi pentru călugării care l-au primit, hrana a fot un factor crucial în acest mecanism de salvare.

Deci încotro ne îndreptăm de aici? Ştim că ceea ce mâncăm acum nu ne mai asigură nutrienţii şi mineralele necesare ca înainte, iar acest fapt explică nevoia uimitoare de produse organice şi suplimente nutritive. Aşa cum arată Prof. Harry Foster, „Nivelul mereu în scădere al mineralelor din sol, precum şi alimentele pe care acesta le hrăneşte, au drept rezultat necesitatea consumării de suplimente nutritive, măcar ca să menţinem aportul de minerale la un nivel comparabil cu cel de pe vremuri." Având în vedere acest aspect, plus noile cunoştinţe despre Conceptul Salvestrol, ar fi bine să începem prin a face o vizită la magazinul local de produse organice şi magazinul naturist.

Atunci când cumpăraţi ceva pentru acasă gândiţi-vă o clipă dacă nu cumva undeva în timpul procesului de cultivare sau procesare s-a întâmplat ceva care ar putea scădea sau anula valoarea nutrițională a alimentului. Dacă da, mai bine căutați o alternativă. Dacă nu găsiți, atunci poate ar trebui să luați un supliment. Acest început vă poate feri de o căutare disperată și urgentă a unei mânăstiri!

Ce urmează de acum încolo? Prof. Potter și Prof. Burke ne-au oferit un mare pas înainte prin Conceptul Salvestrol, dar încă mai este mult de lucru. Căutarea de noi salvestroli continuă. Se identifică mereu salvestroli noi cu caracteristici interesante și unice de selectivitate și acțiune.

Cercetările continuă și în ceea ce privește enzimele înrudite cu CYP1B1. Natura se pare că are la îndemână un mecanism de rezervă la Conceptul Salvestrol, iar acest mecanism ar putea fi înrudit cu CYP1B1.

Mai ales la persoanele în vârstă, cancerul se instalează pe un teren format de boli anterioare sau alte afecțiuni care apar ulterior. Așa stând lucrurile, s-au trecut în revistă o gamă variată de informații incidentale din rapoarte care, puse împreună, sugerează că salvestrolii pot fi de folos și în alte boli. Ne referim în mod special la bolile autoimune. Multe persoane în vârstă care suferă de cancer mai suferă și de o boală autoimună. Multe dintre aceste persoane au raportat o îmbunătățire a simptomelor bolilor autoimune, în special artrita, după ce au luat salvestrol. Așa că s-au inițiat primele etape de cercetare prin formularea unei baze teoretice referitoare la acest fenomen. Timpul și resursele vor fi cele care vor condiționa cercetările pentru identificarea mecanismelor care explică acest fenomen. Deocamdată, aceste rapoarte doar susțin recomandarea pentru un regim alimentar bogat în fructe, legume și ierburi aromatice.

Un interes deosebit pentru cercetare îl reprezintă acel segment de populație care suferă de cancer și care nu reacționează la salvestrol sau nu reacționează suficient de rapid. Oare acest fapt se datorează vreunui polimorfism al enzimei CYP1B1, sau nivelului de enzimă exprimată, sau expunerii la inhibitori ai enzimei CYP1B1, sau unei combinații de factori, sau alți factori pe care nu îi cunoaștem deocamdată? Să sperăm că noile cercetări vor scoate la iveală un mecanism de salvare care să poată fi folosit ca plan B pentru ca și acest segment de populație să poată beneficia de pe urma salvestrolilor. Studiile recente despre metabolismul salvestrolului S55 sunt încurajatoare sub acest aspect. Cercetările arată că profilul enzimei în cancerele foarte avansate este diferit față de cancerele mai puțin avansate. Se pare că S55 este metabolizat de enzima CYP1B1 într-un compus cu proprietăți anticanceroase, dar el este metabolizat și de enzime care există doar în cancerul avansat. Echipa noastră de cercetare intenționează să studieze mai îndeaproape potențialul acestui mecanism de rezervă.

Conceptul Salvestrol care reprezintă rezultatul muncii Prof. Potter și Prof. Burke ne oferă o explicație la nivel molecular despre legătura dintre hrană și cancer. Cercetările curente despre diagnosticarea cancerului ne vor ajuta să extindem acest concept și să-l înțelegem mai bine. Poate că așa vom scrie noi povești despre cancer, de data aceasta povești cu final fericit, despre supraviețuire!

Dacă vreţi să vizitaţi o mânăstire, mergeţi să o vedeţi. Dacă însă vă duceţi acolo din motive de sănătate, atunci revedeţi Conceptul Salvestrol, schimbaţi-vă regimul alimentar, mâncaţi multe fructe, legume şi verdeaţă organice şi lăsaţi-i pe călugări să-şi vadă de meditaţie şi rugăciune.

GLOSAR

Abiraterone acetate	un inhibitor al enzimei CYP17 realizat de Prof. Potter care este folosit ca tratament de ultimă intenţie pentru cancerul de prostată
Aglicon	compusul nezaharos care rezultă din hidroliza unei glicozide
Antioxidant	un compus chimic care inhibă oxidarea
Antineoplazice (medicamente)	medicamente împotriva cancerului folosite pentru a ucide celulele neoplazice, printre efectele secundare se numără greaţă, pierderea părului şi suprimarea funcţiei măduvei osoase
Apoptoză	dezintegrarea celulelor vătămate sau nedorite. Mecanismul corpului de a elimina aceste celule (moartea programată a celulelor)
Carcinogenic	o substanţă care cauzează apariţia cancerului
Chirali	molecule cu aceeaşi compoziţie chimică dar au aranjare diferită- în oglindă-aşa încât nu se pot suprapune
Citotoxic	toxic pentru celule, ucide celulele
CYP17	o enzimă a citocromului P450 care participă la biosinteza androgenului şi estrogenului
CYP1B1	o enzimă a citocromului P450 care este intrinsecă celulelor canceroase şi nu se găseşte în ţesutul sănătos

Displazic	care indică creșterea anormală a celulelor, țesuturilor sau organelor (displazie)
Enzimele citocromului P450	o superfamilie de hemoproteine care se găsesc în organismele animale, în plante, fungi și bacterii. Sunt foarte cunoscute pentru că metabolizează medicamentele și toxinele
EROD (analiza)	analizele cu etoxiresorufină-O-deetilază, metoda folosită pentru prima dată pentru cuantificarea activității enzimelor CYP1B1
Estradiol	hormonul estrogenic predominant
Farmacocinetică	studiul proceselor de absorbție, distribuție, metabolizare și excreție (ADME) a compușilor de către corp
Fitoalexine	fitoalexinele sunt părți din sistemul imunitar al plantelor. Ei sunt metaboliți produși ca reacție la infecțiile provocate de fungi sau alți patogeni și inhibă invazia patogenului.
Fitochimie	o ramură a chimiei care se ocupă cu constituenții unei plante, în special plante medicinale
Fitoestrogen	compuși existenți în plante a căror activitate în corpul animalelor seamănă cu cea a estrogenului
Fitonutrient	compuși existenți în plante care au un efect benefic asupra sănătății umane și care nu sunt nici vitamine și nici minerale
Glicozidă	un glucid combinat cu un compus, îndeosebi de origine vegetală
HPLC	cromatografie a lichidelor de înaltă performanță – o tehnică de analiză folosită pentru a separa un amestec de compuși și a izola un anumit compus

Hidrofilic	molecule care au o afinitate și o tendiță de a se dizolva în apă. Salvestrolii hidrofilici se dispersează prin corp prin sistemul circulator
Hidroxilare	introducerea unuia sau mai multor grupări hidroxil (-OH) într-un compus – oxidarea compusului
Imunohistochimic	folosirea unor anticorpi colorați pentru identificarea trăsăturilor specifice din biologia celulei
Lipofilic	molecule care au o afinitate și o tendință de a se dizolva în grăsimi (lipide). Salvestrolii lipofilici se răspândesc prin corp prin sistemul limfatic și prin traversare de la o celulă la alta.
Microtom	prepararea unei secțiuni foarte subțiri de țesut în vederea examinării la microscop
Mutagen	un agent (de ex., o substanță chimică, lumina ultravioletă sau un element radioactiv) care poate altera ADN-ul provocând o mutație
Neoplasm	dezvoltarea unei formatiuni noi și anormale într-un țesut
Ortomolecular	„medicina ortomoleculară descrie practica prevenirii și tratării bolii prin administrarea unor cantități optime de substanțe care sunt naturale pentru corp." www.orthomed.org
Patogen	un agent care cauzează o boală într-un alt organism
Piceatanol	un analog hidroxilat al stilbenului resveratrol care are o activitate antileucemică și este și un inhibitor al tirozin-kinazei. Piceatanolul este produs atunci când resveratrolul este metabolizat de enzima CYP1B1.
Polimorfism	o mutație obișnuită în ADN

Polifenol	substanțe compuse din mai mulți fenoli (C6H5OH) care, la rândul lor, se compun dintr-un radical de fenil (C6H5) legat la o grupare hidroxil (OH)
Pulpă	resturile solide care rămân după presarea strugurilor, măslinelor sau fructelor în procesul de obținere a sucului sau a uleiului
Promedicament	un medicament sau un compus natural care se bazează pe bioactivarea enzimatică pentru a-și face efectul – terapii care sunt benigne până la activarea lor prin reacție enzimatică
Proteomică	studiul proteinelor, cum și când sunt exprimate, cum funcționează și cum interacționează una cu alta, precum și implicarea lor în căile metabolice
Resveratrol	un tip de salvestrol și fungicid natural care se găsește în coaja strugurilor, arahidelor, în vinul roșu etc., care în doze foarte mici este metabolizat de enzima CYP1B1 din celulele canceroase pentru a produce piceatanol.
S31G	un salvestrol lipofilic cu o selectivitate de 22
S40	un salvestrol hidrofilic cu o selectivitate de 10
S52	un salvestrol lipofilic cu o selectivitate de 32
S54	un salvestrol lipofilic cu o selectivitate de 1250
S55	un salvestrol lipofilic cu o selectivitate de 23000
Salvestrol	substanță fungicidă natuală găsită în fructe, legume și ierburi aromatice care este metabolizată de enzima CYP1B1 din celulele canceroase pentru a produce o toxină care ucide celula canceroasă

Spectrometrie de masă	o tehnică analitică în care se folosesc spectrometrele de masă pentru a identifica substanțele dintr-un compus chimic prin măsurarea masei și a sarcinii. Spectrometria de masă este folosită intens în cercetarea proteomică.
Stilben	hidrocarbură (C14H12) care se folosește la producerea vopselelor și a estrogenilor sintetici
Stilserene	un agent anticanceros dezvoltat de Prof. Potter care este complet țintit către enzima CYP1B1. Nu este toxic pentru țesutul sănătos și este metabolizat de enzima CYP1B1 pentru a produce o toxină în interiorul celulei canceroase.
Substrat	o substanță sau un compus asupra căruia acționează o enzimă pentru a produce un metabolit

REFERINȚE
ÎN PRESĂ

CAHN-Pro Nutrition News and Views, Professional Edition (February 12, 2012). *Nature May Have A Helper To Fight Cancer.*

Schaefer BA. December 2012. *Gerry Potter Honoured for his Development of Abiraterone Acetone, Helping HANS.* http://www.helpinghans.org/show104a2s/ Gerry_Potter_Honoured_for_his_Development_of_ Abiraterone_Ace

Healy, E. June 2011. *Salvestrols and skin cancer.* CAHN-Pro Nutrition News and Views, Professional Edition, Issue 7. p 1&5.

Schaefer BA, Dooner C, Burke DM, Potter GA, Winter 2010/11 *Nutrition and Cancer: Further Case Studies Involving Salvestrol. Health Action Magazine*, 11-13.

Ware, W. October 2009. *Salvestrol update.* International Health News, Issue 201, p.5. http://www. yourhealthbase.com/ihn_october2009.pdf

Schaefer, B., Dooner, C. April 2009 *Does an Apple a Day Keep the Doctor Away?.* The Bulletin, WANP.

Wakeman, M. (March 2009) *Cancer Cell Science.* Second annual conference: Cancer Prevention and Healing. . DVD available from Health Action Network Society. http://www.hans.org/store/Cancer_Prevention

Dooner, C., Schaefer, B. Spring 2009. *An Apple a Day.* CSNN Holistic Nutrition News.

Schaefer BA, Hoon LT, Burke DM, Potter GA, Spring 2008. *Nutrition and Cancer: Salvestrol Case Studies.* Health Action Magazine, 8-9. http://www.hans.org/ magazine/278/Nutrition-and-Cancer-Salvestrol-Case-Studies.

Burke, D. (March 2008) *Breakthroughs in cancer research from the UK.* First annual conference: Cancer, Natural Approaches for Prevention and Healing. . DVD available from Health Action Network Society. http:// www.hans.org/store/Cancer_Prevention

Schaefer, B. Summer 2008. *Salvestrols – Linking Diet and Cancer.* CSNN Holistic Nutrition News.

Ware, W. June 2008. *Salvestrols - A new approach to cancer therapy?* International Health News, Issue 188, p. 1-3. http://www.yourhealthbase.com/archives/ ihn188ww.pdf

Peskett, T. Winter 2007. *Organic Wine – A Toast to Disease Prevention.* Health Action Magazine, 27. http://www.hans.org/magazine/389/Organic-Wine

Tan, H. August/September 2007. *Can Food Really be Your Medicine?* Townsend Letter, 116-119.

Schaefer, B. April 2007. *Salvestrols – Linking Diet and Cancer.* Vitality Magazine, 90-91.

Wakeman, M. Spring 2007. *My Voyage Of Discovery Of The Remarkable World Of Salvestrols.* Health Action Magazine, http://www.hans.org/magazine/339/My-Voyage-of-Discovery-from

Schaefer, B., & Tan, H. Mar/Apr 2007. *New Developments in the Science of Salvestrols.* Vista Magazine, 54-55. www.vistamagonline.com

Tan, H. Winter 2007. *Salvestrols: Important New Developments.* Health Action Magazine, 18-19.

Fenn, C. November 2006. *Get a Taste for Salvestrols. Chris Fenn explains why some bitter fruit packs a sweet surprise.* Cycling Plus, 57.

Cox, G. October 2006. *Choices:Organic Cancer-Killers?* Candis, 70-71.

Schaefer, B. Fall 2006. *Salvestrol News.* Health Action Magazine, 30.

Hancock, M. October 2006. *Modern fruits and veggies in a nutritional slump.* Alive Magazine, 36–37.

Schaefer, B. Summer 2006. *Salvestrols vs Cancer: The Story Continues.* Health Action Magazine, 26-27. http://www.hans.org/magazine/355/Salvestrols-vs-Cancer-The-Story-Continues

Underhill, L. July/Aug 2006. *From Red Wine to Bean Sprouts.* Vista Magazine, 20-21. www.vistamagonline.com

Dauncey, G. July 2006. *Winning the Cancer Game.* Common Ground, p. 24. http://www.commonground. ca/iss/0607180/cg180_guy.shtml

Atkinson, L. 10:01am 4th July 2006. *You're eating the WRONG fruit and veg!* Daily Mail. http://www. dailymail.co.uk/pages/live/articles/health/dietfitness. html?in_article_id=393956&in_page_id=1798&in_a_ source=

Herriot, C. Summer 2006. *The Missing Link.* GardenWise, British Columbia's Gardening Magazine, p. 12.

Schaefer, B., Burke, D. May/June 2006. *Natural Clues to Cancer Intervention.* Vista Magazine, 52-53. www. vistamagonline.com

Schaefer, B. Spring 2006. *Latest Developments in Salvestrol Therapy.* Health Action Magazine, 26-27.

Daniels, A. April 2006. *Salvestrols vs Cancer: The Story Continues.* Public Lecture held in Burnaby, B.C. DVD available from Health Action Network Society. http://www.hans.org/store/Cancer_Prevention

Burke, D. March 2006. *Latest Developments in Salvestrol Therapy.* Public Lecture held in Burnaby, B.C. DVD available from Health Action Network Society. http://www.hans.org/store/Cancer_Prevention

Dauncey, G. March 2006. *Organic Food And Cancer.* EcoNews http://www.earthfuture.com/econews/

Herriot, C. March 2006. *The Holy Grail For Cancer.* The Garden Path, www.earthfuture.com/gardenpath

Shannon, K. March 2006. *My Story: From Terminal Cancer to Long Life by Using Salvestrols.*

Schaefer, B. Winter 2006. *Breakthroughs In The Quest To Prevent and Cure Cancer: Professor Potter's BC Lecture Tour.* Health Action Magazine, 28-29.

Burke, D. Winter 2006. *Polymorphisms. What Are They And Why Are They Important?* Health Action Magazine, 26-27, 34.

Kuprowsky, S. Jan/Feb 2006. *Potential Cancer Breakthrough: The New-Found Cancer Killer Inside Certain Vegetables. Vista Magazine, 20-21. www. vistamagonline.com*

Dauncey, G. Jan/Feb 2006. *Cancer, Fruit and Organic Farming: What Are We Doing Wrong?* Vista Magazine, 64-65. www.vistamagonline.com

Schaefer, B. Jan/Feb 2006. *Breakthroughs In The Quest To Cure Cancer.* The Herbal Collective, 29, 31. http://www.herbalcollective.ca

Frketich, K. Winter 2005/2006. *Cancer Research: Lecture Review.* British Columbia Naturopathic Association Bulletin, 12.

Thurnell-Read, J., M.Sc., KFRP. November 2005. *More On Salvestrols, Skin and Tumours.* Life-Work Potential.

Burke, D. Autumn 2005. *Salvestrols – A Natural Defence Against Cancer?* Health Action Magazine, 16-17. http://www.hans.org/magazine/173/Salvestrols-A-Natural-Defence-Against

Thurnell-Read, J., M.Sc., KFRP. October 2005. *Eczema, Psoriasis, Parkinson's & Tumours.* Life-Work Potential.

Thurnell-Read, J., M.Sc., KFRP. October 2005. *Skin Problems.* Health and Goodness.

Greene, M. Oct 13th, 2005. *U.K. Doctor Claims Food Enzymes Can Cure Cancer.* The Martlet, Volume 58, Issue 10. http://www.hans.org/newsletters/2005-Fall. pdf

Potter, G. September 2005. *Breakthroughs In The Quest To Prevent and Cure Cancer.* Public Lecture held in Vancouver, B.C. DVD available from Health Action Network Society. http://www.hans.org/store/Cancer_ Prevention

Helen Knowles. 3 June, 2005. *Will Fruit and Vegetable Plant Salvestrols Save us from Cancers?* Herbsphere. http://www.herbsphere.com/new_page_10.htm

BNN: British Nursing News Online. Thursday, 27 January 2005 16:26. *Fruit and Veg Cure for Cancer.* http://www.bnn-online.co.uk/news_search.asp?TextC hoice=Salvestrol&TextChoice2=&Operator=AND&Ye ar=2005

BBC News UK Edition, Thursday, 27 January, 2005, 11:45 GMT, *Fruit 'Could Provide Cancer Hope'.* http:// news.bbc.co.uk/1/hi/england/leicestershire/4211223. stm

The Observer, Sunday January 2, 2005, *Fight Cancer With Food.* http://observer.guardian.co.uk/magazine/ story/0,11913,1380969,00.html

Leicester Mercury, September 13, 2003. *Hope in his hands.* P. 11.

Kathryn Senior, (2002). *Molecular Explanation For Cancer-Preventive Properties Of Red Wine.* The Lancet Oncology, Vol. 3, No. 4, 01.

Cancer Research UK, Press Release, Tuesday 26 February 2002. *How A Plant's Anti-Fungal Defence May Protect Against Cancer* http://info.cancerresearchuk.org/pressoffice/pressreleases/2002/february/40684

BBC News Health, Tuesday, 26 February, 2002, 18:11 GMT, *Natural Defence Against Cancer.* http://news.bbc.co.uk/1/hi/health/1841709.stm

Britten, N., & Derbyshire, D. July, 2001. *Tumour-Destroying Drug 'May Be Cure For Cancer'* The Daily Telegraph, 28.

BBC News Health, Friday, 27 July, 2001, 17:09 GMT 18:09 UK, *Cancer Drug Raises Hopes Of Cure.* http://news.bbc.co.uk/1/hi/health/1460757.stm

REFERINȚE ȘTIINȚIFICE

Attard G, Belldegrun AS, de Bono JS (2005). Selective blockade of androgenic steroid synthesis by novel lyase inhibitors as a therapeutic strategy for treating metastatic prostate cancer. *BJU Int.* **96** (9): 1241–6.

Attard G, Reid AHM, Yap TA, Raynaud F, Dowsett M, Settatree S, Barrett M, Parker C, Martins V, Folkerd E, Clark J, Cooper CS, Kaye SB, Dearnaley D, Lee G, de Bono JS (2008). Phase I Clinical Trial of a Selective Inhibitor of CYP17, Abiraterone Acetate, Confirms That Castration-Resistant Prostate Cancer Commonly Remains Hormone Driven. *Journal of Clinical Oncology* **26**: 4563.

Attard G, Reid A, A'Hern R, Parker C, Oommen N, Folkerd E, Messiou C, Molife L, Maier G, Thompson E, Olmos D, Sinha R, Lee G, Dowsett M, Kaye S, Dearnaley D, Kheoh T, Molina A, and de Bono J (2009). Selective Inhibition of CYP17 With Abiraterone Acetate Is Highly Active in the Treatment of Castration-Resistant Prostate Cancer. *Journal of Clinical Oncology*, **27**(23):3742-8.

Barnett JA, Urbauer DL, Murray GI, *et al.* (2007). Cytochrome P450 1B1 expression in glial cell tumors: an immunotherapeutic target. *Clin Cancer Res.* **13**: 3559-3567.

Bertz RJ, Granneman GR. (1997) Use of in vitro and in vivo data to estimate the likelihood of metabolic pharmacokinetic interactions. *Clin Pharmacokinet,* **32**: 210-58.

Burke, MD. (2009). The silent growth of cancer and its implications for nutritional protection. *British Naturopathic Journal,* **26**:1, 15-18.

Burke, MD, & Potter, G (2006). Salvestrols ... Natural Plant and Cancer Agents? *British Naturopathic Journal,* **23**:1,10-13.

Carnell D, Smith R, Daley F, et al. (2004). Target validation of cytochrome P450 CYP1B1 in prostate carcinoma with protein expression in associated hyperplastic and premalignant tissue. Int *J Radiat Oncol Biol Phys.* **58**: 500-509.

Chang JT, Chang H, Chen P, et al, (2007). Requirement of aryl hydrocarbon receptor overexpression for CYP1B1 up-regulation and cell growth in human lung adenocarcinomas. *Clin Cancer Res.* **13**: 38-45.

Chang H, Su J, Huang CC, *et al.* (2005). Using a combination of cytochrome P450 1B1 and b-catenin for early diagnosis and prevention of colorectal cancer. *Cancer Detect Prevent.* **29**: 562–569.

Dhaini HR, Thomas DG, Giordano TJ, Johnson TD, Biermann JS, Leu K, Hollenberg PF, Baker LH (2003). Cytochrome P450 CYP3A4/5 Expression as a Biomarker of Outcome in Osteosarcoma. *Journal of Clinical Oncology,* **21**: 2481-2485.

Dorai T, Aggarwall BB (2004) Role of chemoprotective agents in cancer therapy. *Cancer Letters* **215**: 129-140.

Downie D, McFadyen M, Rooney P, et al. (2005). Profiling cytochrome P450 expression in ovarian cancer:identification of prognostic markers. *Clin Cancer Res.* **11**: 7369-7375.

Everett S, McErlane VM, McLeod K, et al. (2007). Profiling cytochrome P450 CYP1 enzyme expression in primary melanoma and disseminated disease utilizing spectral imaging microscopy (SIM). *J Clin Oncology.* **25**: 8556.

Ferrigni, NR, McLaughlin JL (1984). Use of potato disc and brine shrimp bioassays to detect activity and isolate piceatannol as the antileukemic principle from the seeds of *Euphorbia lagascae*. *J. Nat. Prod.* **47**:347-352.

Fuller F (April 26th, 2011). An Orthomolecular Approach to Cancer. *4th Annual Cancer Prevention and Healing Event*, Health Action Network Society, Burnaby, B.C., Canada.

Gibson, P. et al., (2003) Cytochrome P450 1B1 (CYP1B1) Is Overexpressed in Human Colon Adenocarcinomas Relative to Normal Colon: Implications for Drug Development. *Molecular Cancer Therapeutics*, **2**: 527-534.

Greer ML, Richman PI, Barber PR, et al, (2004). Cytochrome P450 1B1 (CYP1B1) is expressed during the malignant progression of head and neck squamous cell carcinoma (HNSCC). *Proc Amer Cancer Res.* **45**: Abstract #3701.

Gribben, J.G. et al., (2005) Unexpected association between induction of immunity to the universal tumor antigen CYP1B1 and response to next therapy. *Clinical Cancer Research*, **11**: 4430-4436.

Haas S, Pierl C, Harth V, *et al.* (2006). Expression of xenobiotic and steroid hormone metabolizing enzymes in human breast carcinomas. *Int J Cancer.* **119**: 1785-1791.

Hanna IH, Dawling S, Roodi N, F. Peter Guengerich FP, Parl FF, (2000). Cytochrome P450 *1B1 (CYP1B1)* Pharmacogenetics: Association of Polymorphisms with Functional Differences in Estrogen Hydroxylation Activity. *Cancer Research* **60**: 3440-3444.

Hayes CL, Spink DC, Spink BC, Cao JQ, Walker NJ, and Thomas R. Sutter TR (1996) 17-Estradiol hydroxylation catalyzed by human cytochrome P450 1B1. *Medical Sciences*, **93**: 9776-9781.

Hsieh TC, Wu JM(1999) Differential effects on growth, cell cycle arrest, and induction of apoptosis by resveratrol in human prostate cancer cell lines. *Experimental Cell Research* 249(1): 109-15.

Jang M, Cai L, Udeani G, Slowing K, Thomas C, Beecher C, Fong H, Farnsworth N, Kinghorn A, Mehta R, Moon R, Pezzuto J, (1997) Cancer Chemopreventive Activity of Resveratrol, a Natural Product Derived from Grapes. *Science* **275**: 218 – 220.

Jang M, Pezzuto J, (1999) Cancer Chemopreventive Activity of Resveratrol. *Drugs Exp Clin Res* **25**: 65-77.

Kim JH, Stansbury KH, Walker NJ, Trush MA, Strickland PT, Sutter TR (1998) Metabolism of benzo[a]pyrene and benzo[a]pyrene-7, 8-diol by human cytochrome P450 1B1. *Carcenogenesis* **19**: 1847-1853.

Kumarakulasingham M, Rooney PH, Dundas SR, *et al.* (2005). Cytochrome P450 profile of colorectal cancer: identification of markers of prognosis. *Clin Cancer Res.* **11**: 3758-3765.

Lin P, Chang H, Ho WL, *et al.* (2003). Association of aryl hydrocarbon receptor and cytochrome P4501B1 expressions in human non-small cell lung cancers. *Lung Cancer.* **42**: 255-261.

Li DN, Seidel A, Pritchard MP, Wolf CR, Friedberg T. (2000). Polymorphisms in P450 CYP1B1 affect the conversion of estradiol to the potentially carcinogenic metabolite 4-hydroxyestradiol. *Pharmacogenetics.* **10** : 343-53.

Li NC, & Wakeman M. (October 2009) High-performance liquid chromatography comparison of eight beneficial secondary plant metabolites in the flesh and peel or 15 varieties of apples. *The Pharmaceutical Journal*, supplement Vol. **283**, B40.

Li NC, & Wakeman M. (2009) High-performance liquid chromatography comparison of eight bene-ficial secondary plant metabolites in the flesh and peel or 15 varieties of apples. *Journal of Pharmacy and Pharmacology*, supplement **1**, A132.

Maecker B, Sherr DH, Vonderheide RH, von Bergwelt-Baildon MS, Hirano N, Anderson KS, Xia Z, Butler MO, Wucherpfennig KW, O'Hara C, Cole G, Kwak SS, Ramstedt U, Tomlinson AJ, Chicz RM, Nadler LM, and Schultze JL. (2003) The shared tumor-associated antigen cytochrome P450 1B1 is recognized by specific cytotoxic T cells. *Blood*. Nov 1;102(9):3287-94.

Magee, J.B., Smith, B.J., and Rimando, A. (2002). Resveratrol Content of Muscadine Berries is Affected by Disease Control Spray Program. *Journal of the American Society for Horticultural Science*, **37**:358-361.

McFadyen MCE, Melvin WT, Murray GI (2004) Cytochrome P450 enzymes: Novel options for cancer therapeutics. *Molecular Cancer Therapeutics*, **3**: 363-371.

McFadyen MCE, Melvin WT, Murray GI (2004) Cytochrome P450 CYP1B1 activity in renal cell carcinoma. *British Journal of Cancer* **91:** 966-971.

McFadyen MCE, Cruickshank ME, Miller ID, et al. (2001) Cytochrome P450 CYP1B1 over-expression in primary and metastatic ovarian cancer. *British Journal of Cancer* **85**:242–6.

McFadyen MCE, Breeman S, Payne S, et al. Immunohistochemical localization of cytochrome P450 CYP1B1 in breast cancer with monoclonal antibodies specific for CYP1B1. *Journal of Histochemistry and Cytochemistry*, 1999; **47**:1457–64.

McKay J, Melvin W, Ahsee A, Ewen S, Greenlee W, Marcus C, Burke M, Murray G (1995) Expression Of Cytochrome-P450 Cyp1b1 In Breast-Cancer *FEBS Letters* **374**(2): 270-272.

Michael M, Doherty MM. (2005) Tumoral Drug Metabolism: Overview and Its Implications for Cancer Therapy. *Journal of Clinical Oncology,* **23,** 205-229.

Murray GI, Melvin WT, Greenlee WF, Burke MD, (2001) Regulation, function, and tissue-specific expression of cytochrome P450 CYP1B1. *Annual Review of Pharmacology and Toxicology.* **41**: 297-316.

Murray GI, Taylor MC, McFadyen MCE, McKay JA, Greenlee WF, Burke MD, Melvin WT (1997) Tumor specific expression of cytochrome P450 CYP 1B1. *Cancer Research,* **57**: 3026-3031.

Murray GI, McKay JA, Weaver RJ, et al, (1993) Cytochrome P450 expression is a common molecular event in soft tissue sarcomas. *Journal of Pathology,* **171**:49–52,

Oyama, T, Morita, M, Isse, T, et al, (2005). Immunohistochemical evaluation of cytochrome P450 (CYP) and P53 in breast cancer. *Front Biosci.* **10**: 1156-1161.

Patterson LH, Murray GI (2002). Tumour cytochrome P450 and drug activation. *Current Pharmaceutical Design,* **8**:1335-1347.

Port J, Yamaguchi K, Du B, De Lorenzo M, Chang

M, Heerdt P, Kopelovich L, Marcus C, Altorki N, Subbaramaiah K, Dannenberg A (2004). Tobacco smoke induces CYP1B1 in the aerodigestive tract. Carcinogenesis, **25**(11): 2275-2281.

Potter GA, Burke DM(2006) Salvestrols – Natural Products with Tumour Selective Activity. *Journal of Orthomolecular Medicine*, 21, **1**: 34-36.

Potter GA (2002) The role of CYP 1B1 as a tumour suppressor enzyme. *British Journal of Cancer*, **86** (Suppl 1), S12, 2002.

Potter GA, Patterson LH, Wanogho Eet al (2002) The cancer preventative agent resveratrol is converted to the anticancer agent piceatonnal by the cytochrome P450 enzyme CYP 1B1. *British Journal of Cancer*, **86**: 774-778.

Potter GA, Patterson LH, Burke MD (2001) Aromatic hydroxylation activated (AHA) prodrugs. *US Patent 6,214,886.*

Prud'homme A, (2009) Comparative Analysis of Polyphenolic Residues from Grape Pomace to Contain Wine. *Training report, Département Chimie, Université du Maine.*

Report Of The Independent Vitamin Safety Review Panel. (May 23, 2006). *Orthomolecular Medicine News Service.*

Rochat B, Morsman JM, Murray GI, Figg WD, McLeod HL. (2001) Human CYP1B1 and Anticancer Agent Metabolism: Mechanism for Tumor-Specific Drug

Inactivation? *Pharmacology and Experimental Therapeutics* **296**, 537-541.

Rodriguez-Melendez R, Griffin JB & Zempleni J (2004) Biotin Supplementation Increases Expression of the Cytochrome P_{450} 1B1 Gene in Jurkat Cells, Increasing the Occurrence of Single-Stranded DNA Breaks. *The Journal of Nutrition,* **134**:2222-2228.

Schaefer BA, Dooner C, Burke DM, Potter GA, (2010) Nutrition and Cancer: Further Case Studies Involving Salvestrol. *Journal of Orthomolecular Medicine,* **25**, 1: 17-23.

Schaefer, B.A. (April 2010) Early Cancer Detection. Proceedings of the *39th Orthomolecular Medicine Today Conference, Vancouver, B.C.*

Schaefer BA, Hoon LT, Burke DM, Potter GA, (2007) Nutrition and Cancer: Salvestrol Case Studies. *Journal of Orthomolecular Medicine,* **22**, 4: 1-6.

Shimada T, Hayes CL, Yamazaki H, Amin S, Hecht SS, Guengerich FP, Sutter TR (1996) Activation of chemically diverse procarcinogens by human cytochrome P450 1B1. *Cancer Research* **56**: 2979-2984.

Skov T, Lynge E, Maarup B, Olsen J, Rørth M, Winthereik H [1990]. Risk for physicians handling antineoplastic drugs [letter to the editor]. *The Lancet* **336**:1446.

Skov T, Maarup B, Olsen J, Rørth M, Winthereik H, Lynge E[1992]. Leukaemia and reproductive outcome among nurses handling antineoplastic drugs. *Br J Ind Med* **49**:855–861.

Sorsa M, Hemminki K, et al. (1985). Occupational exposure to anticancer drugs--potential and real hazards. *Mutation Research* **154**:135-149.

Stellman JM, Zoloth, SR (1986) Cancer chemo-therapeutic agents as occupational hazards: A literature review. *Cancer Investigation* **4**:2, 127-135.

Su, J, Lin, P, Wang, C, et al, (2009). Overexpression of cytochrome P450 1B1 in advanced non-small cell lung cancer: a potential therapeutic target. *Anticancer Res.* **29**: 509-515.

Surh YJ, Hurh YJ, Kang JY (1999) Resveratrol, an antioxidant in red wine, induces apoptosis in human promyelocytic leukemia (HL-60) cells. *Cancer Letters,* June 1: **140**(1-2): 1-10.

Tan, H. August/September (2007). Can Food Really be Your Medicine? *Townsend Letter,* 116-119.

Tan HL, K. Beresford K, Butler PC, Potter GA, & Burke MD, (2007). Salvestrols – Natural Anticancer Prodrugs in The Diet. *J. Pharm. Pharmacol.* **59**: *S158*

Tan, HL, Butler PC, Burke MD, & Potter GA, (2007). Salvestrols: A New Perspective in Nutritional Research.*Journal of Orthomolecular Medicine,* 2007; **22**(1): 39-47.

Tokizane, T. et al., (2005) Cytochrome P450 CYP1B1 is overexpressed and regulated by hypomethylation in prostate cancer. *Clinical Cancer Research,* **11**: 5793-5801.

Ware WR, (2009) Nutrition and the Prevention and Treatment of Cancer: Association of Cytochrome P450 CYP1B1 With the Role of Fruit and Fruit Extracts. *Integrative Cancer Therapies*, **8**, 1: 22-28.

Ware WR, (2009) P450 CYP1B1 mediated fluorescent tumor markers: A potentially useful approach for photodynamic therapy, diagnosis and establishing surgical margins. *Medical Hypotheses*, **72**: 67-70.

Zhao Z, Kosinska W, Khmelnitsky M, Cavalieri EL, Rogan EG, Chakravarti D, Sacks PG, Guttenplan JB, (2006). Mutagenic activity of 4-hydroxyestradiol, but not 2-hydroxyestradiol, in BB rat2 embryonic cells, and the mutational spectrum of 4-hydroxyestradiol. *Chemical Research in Toxicology*, **19**: 475-479.

PENTRU MAI MULTE INFORMAȚII:

Health Action Network Society#202 — 5262 Rumble Street Burnaby, B.C., V5J 2B6 CANADA www.hans.org

International Society for Orthomolecular Medicine 16 Florence Avenue Toronto Ontario M2N 1E9 CANADA www.orthomed.org

Canadian Association of Holistic Nutrition Professionals CAHN-Pro 150 Consumers Road Toronto, Ontario M2J 1P9 www.cahnpro.org

ANEXA 1.

DOVADA EXPRESIEI CYP1B1 ÎN CELULELE CANCEROASE

TIPUL DE CANCER	REFERINȚE
Leucemie limfocitică acută	Maecker B, et al, 2003
Leucemie mieloidă acută	Maecker B, et al, 2003 Michael M, Doherty MM. 2005
Cancer de vezică urinară	Carnell, D, et al, 2004 Murray GI, et al, 1997 Patterson LH, Murray GI, 2002
Cancer la creier	Barnett, JA, et al, 2007 Murray GI, et al, 1997
Cancer de sân	Haas S, et al, 2006 McFadyen MCE, et al, 1999 Murray GI, et al, 1997 Maecker B, et al, 2003 Michael M, Doherty MM. 2005 Oyama T, et al, 2005 Patterson LH, Murray GI, 2002
Cancer de colon/ colorectal	Chang H, et al, 2005 Kumarakulasingham M, et al, 2005 Murray GI, et al, 1997 Maecker B, et al, 2003 Michael M, Doherty MM. 2005

Cancer de țesut conjunctiv	Murray GI, et al, 1997
Cap și gât	Greer, ML, et al, 2004
Cancer de rinichi (carcinom de celule renale)	McFadyen MCE, et al, 2004 Michael M, Doherty MM. 2005 Murray GI, et al, 1997
Cancer pulmonar	Chang, JT, et al 2007 Lin P, et al, 2003 Murray GI, et al, 1997 Maecker B, et al, 2003 Michael M, Doherty MM. 2005 Patterson LH, Murray GI, 2002 Su J, et al, 2009
Cancer hepatic	Patterson LH, Murray GI, 2002
Cancer de noduli limfatici	Murray GI, et al, 1997
Limfom	Maecker B, et al, 2003
Melanom	Maecker B, et al, 2003
Mielom multiplu	Maecker B, et al, 2003
Limfom non-Hodgkin	Murray GI, et al, 1997 Michael M, Doherty MM. 2005
Cancer esofagian	Murray GI, et al, 1997 Maecker B, et al, 2003 Michael M, Doherty MM. 2005
Osteosarcom	Dhaini HR, et al, 2003
Carcinom ovarian	Downie D, et al, 2005 Murray GI, et al, 1997 Maecker B, et al, 2003 McFadyen MCE, et al, 2001 Michael M, Doherty MM. 2005

Cancer de prostată	Carnell, D, et al, 2004 Patterson LH, Murray GI, 2002 Michael M, Doherty MM. 2005
Rabdomiosarcom	Maecker B, et al, 2003
Cancer de piele	Everett, SVM, et al, 2007 Murray GI, et al, 1997
Sarcoame de țesut moale	Michael M, Doherty MM. 2005 Murray GI, et al, 1993
Cancer de stomac	Murray GI, et al, 1997 Michael M, Doherty MM. 2005
Cancer testicular	Murray GI, et al, 1997 Michael M, Doherty MM. 2005
Cancer uterin	Murray GI, et al, 1997 Michael M, Doherty MM. 2005
Etc.	

Trebuie menționat că sunt și alte tipuri de cancer în afară de cele din listă care exprimă enzima CYP1B1. Această listă doar evidențiază diversitatea cancerelor care exprimă această enzimă. Lista a fost întocmită după studiile în care se testa în mod special prezența enzimei în diverse tipuri de cancer.

ANEXA 2.

LEGĂTURA DINTRE HRANĂ ȘI CANCER. CE SPUN ORGANIZAȚIILE ȘI DEPARTAMENTELE DE SĂNĂTATE

„... aproximativ 40% dintre bărbați și 35% dintre femei vor avea cancer la un moment dat în viața lor; puțin mai mult de 25% dintre bărbați și 20% dintre femei vor muri de cancer."

> **Health Canada.** *Cancer: What's your risk?* http://www.hc-sc.gc.ca/english/feature/magazine/ 2001_04/cancer.htm

„Există date care sugerează că factorii nutriționali contribuie la apariția a aproximativ 30% din cazurile de cancer în țările dezvoltate."

> **Public Health Agency of Canada.** *Progress Report on Cancer Control in Canada. Cancer Prevention. Diet.* http://www.phac-aspc.gc.ca/ publicat/prccc-relccc/chap_3_e.htm

„Consumul de fructe și legume protejează împotriva multor tipuri de cancer."

> **Public Health Agency of Canada.** Centre for Chronic Disease Prevention and Control http:// www.phac-aspc.gc.ca/ccdpc-cpcmc/cancer/ index_e.html

„Câteva tipuri de cancer care s-a demonstrat că pot fi prevenite prin consumul de fructe şi legume: gură, gât, esofag, stomac, colon, rect, pancreas, laringe, plămân, vezică urinară."

Cancer Care Ontario. *Comunicat de presă*

„S-a demonstrat că o dietă bogată în fructe şi legume reduce riscul apariţiei mai multor tipuri de cancer, în special cancerul de tract digestiv (gură, faringe, esofag, stomac, colon şi rect)."

Public Health Agency of Canada. *Progress Report on Cancer Control in Canada. Cancer Prevention: Diet* http://www.phac-aspc.gc.ca/publicat/prccc-relccc/chap_3_e.html

„De ce ne concentrăm pe consumul de fructe şi legume în prevenirea cancerului? Legumele şi fructele ne ajută în multe feluri, dar cel mai puternic argument pentru consumarea lor ţine de riscul apariţiei cancerului. Institutul American pentru Cercetarea Cancerului şi World Cancer Research Fund au comandat în 1997 o revizuire a cercetării din întreaga lume. Concluzia a fost că «asigurarea a cel puţin cinci porţii de legume şi fructe, în diverse combinaţii, ar putea scădea incidenţa generală a cancerului cu cel puţin 20% fără concursul altor factori."

Alberta Cancer Board. *Cancer Prevention. Simply Healthy Campaign: Campaign Rationale* http://www.cancerboard.ab.ca/cancer/simply-healthy/campaign.html

DATE CONCRETE:

S-ar putea salva până la 2,7 milioane de vieți anual
prin consumarea unei cantități suficiente de fructe
și legume. Consumul scăzut de fructe și legume
este unul din 10 cei mai importanți factori de risc
pentru mortalitatea la nivel global. Peste tot în lume,
consumul scăzut de fructe și legume este cauza a
19% din cazurile de cancer gastrointestinal, 31% de
cazuri de boală coronariană ischemică și 11% dintre
atacurile cerebrale."

> **World Health Organization**. *Global Strategy
> on Diet, Physical Activity and Health. Fruit,
> vegetables and NCD prevention.* http://www.
> who.int/dietphysicalactivity/publications/facts/
> fruit/en/

„Un panel internațional la cel mai înat nivel
coordonat de Agenția Internațională pentru
Cercetarea Cancerului (IARC) care a studiat legătura
dintre consumul de fructe și legume și riscul de
cancer a stabilit că fructele și legumele pot scădea
riscul de cancer, îndeosebi cancerul de tract digestiv.
IARC estimează că, în lumea întreagă, între 5-12%
și 20-30% din cazurile de cancer de tub digestiv
superior pot fi prevenite prin consumarea unei
cantități suficiente de fructe și legume."

> **World Health Organization**. *Global Strategy
> on Diet, Physical Activity and Health. Fruit,
> vegetables and NCD prevention.* http://www.
> who.int/dietphysicalactivity/publications/facts/
> fruit/en/

Cancerul este vinovat de moartea a 7,1 milioane de oameni în fiecare an (12,5% din totalul global). Factorii nutriționali stau la baza a aproximativ 30% din toate cazurile de cancer din Occident și până la 20% în țările în curs de dezvoltare; după tutun, dieta greșită este a doua cauză pentru cancerul care poate fi prevenit. Aproximativ 20 milioane de oameni suferă de cancer și se estimează că cifra va crește până la 30 milioane în următorii 20 de ani. În fiecare an numărul de cazuri noi va crește de la 10 milioane la 15 milioane până în 2020. Mai mult de jumătate din toate cazurile de cancer apar în țările în curs de dezvoltare."

World Health Organization. *Global Strategy on Diet, Physical Activity and Health. Cancer: diet and physical activity's impact.* http://www. who.int/dietphysicalactivity/publications/facts/ cancer/en/

ANEXA 3.

DIETA ROȘIE ȘI VERDE

Pe măsură ce rezultatele cercetării erau făcute publice în presă, Grupul de Cercetare a Medicamentelor pentru Cancer condus de Prof. Potter a început să primească cereri de ajutor de la oameni care sufereau de cancer. Prima reacție a fost să încorporeze cunoștințele pe care le acumulaseră într-un ghid de nutriție. Acesta a devenit cunoscut sub numele „Dieta roșie și verde".

Iată mai jos recomandările nutriționale pe care le face Prof. Potter:

„În primul rând adoptați o dietă vegetariană care să includă fructe, legume și ierburi. Acest obicei, plus o atitudine selectivă față de tipul și calitatea de produse consumate, vă vor ajuta să maximizați aportul de salvestroli prin hrană. Consumați produse organice, pe cât posibil.

Aceasta este Dieta roșie și verde, ușor de ținut minte, în care felul principal cuprinde legume verzi și ierburi, iar desertul fructe roșii. Nu este o întâmplare că, prin însăși natura speciei, preferăm să mâncăm felul sărat mai întâi și apoi desertul. Această preferință a evoluat, după părerea noastră, pentru a maximiza absorbția și activarea nutrienților vitali cum sunt salvestrolii.

Pentru felul principal legumele ar trebui să fie gătite cât mai puțin posibil ca să-și păstreze calitățile. De exemplu, dacă fierbeți legumele, folosiți apa de la fiert mai departe pentru prepararea sosului sau dresingului. Legumele pot fi și coapte în tavă întregi pentru a le păstra calitățile.

Mai jos sunt prezentate fructele și legumele cu cel mai mare conținut de salvestrol:"

FRUCTE		
Fructe roșii		**Altele**
Mure	Zmeura de cultură	Mere
Coacăze negre	Dude	Curmale
Afine	Prune	Smochine
Merișoare	Zmeură	Mango
Prune goldane	Coacăze roșii	Pere
Struguri	Căpșuni	Ananas
		Tangerine

LEGUME		
Legume verzi		
Sparanghel	Lăptuci	Castraveți
Păstăi late	Varză creață	Cornișoni
Broccoli	Spanac	Tărtăcuță (dovleac)
Varză de Bruxelles	Năsturel	Dovlecel verde deschis
Varză	**Altele**	Pepene
Sfeclă mangold	Anghinare	Ardei (toate culorile)

Varză chinezească	Avocado	Dovleac
Mazăre	Germeni de fasole	Rucola
Păstăi	Ardei iute	Dovlecel verde inchis
Varză kale	Conopidă	Morcovi sălbatici
Gulie	Țelină	Dovlecel zucchini

IERBURI		
Ierburi aromatice	**Plante medicinale**	
Busuioc	Brusture	Banan
Mentă	Mușețel	Rooibos
Pătrunjel	Păpădie	Hibiscus
Rozmarin	Păducel	Gura lupului
Salvie	Lămâiță	
Cimbru	Rădăcină de armurariu	

PRINCIPALELE FAMILII DE PLANTE BOGATE ÎN SALVESTROL:

FAMILIA COMPOSITAE INCLUDE:	
Anghinarea	Păpădia
Scaietele	Brusturele
Armurariul	Mușețelul

FAMILIA ROSACEA INCLUDE:	
Hibiscus	Păducelul

FAMILIA BRASSICACEAE INCLUDE:	
Varza	
Broccoli	Varza timpurie
Conopida	Varza creață

Dieta roşie şi verde este reprodusă aici cu permisiunea Prof. Gerry Potter.

ANEXA 4.

Anghinare cu sos

INGREDIENTE:

4 anghinare medii;	1 ceapă tocată mărunt;
2 căței de usturoi tocat;	2 linguri de mentă tocată mărunt;
½ linguriță de rozmarin mărunțit;	¼ ceașcă ulei de măsline (măcinat pe piatră);
2 linguri zeamă de lămâie;	½ ceașcă oțet de cidru;
½ ceașcă apă;	½ linguriță sare de mare.

Spălați anghinarea și tăiați 2 cm din vârf. Cu ajutoarul foarfecelor, tăiați vârfurile țepoase ale frunzelor rămase. Într-o oală căliți în ulei ceapa, usturoiul, menta și rozmarinul. Adăugați zeama de lămâie, oțetul, apa și sarea. Adăugați anghinarea și lăsați-o să fiarbă; când clocotește acoperiți oala cu un capac și lăsați să fiarbă la foc mic până se înmoaie, cam 40 de minute. Lăsați-o la răcit în zeamă. Pentru servire, puneți fiecare anghinare într-un bol cu puțină zeamă de la fiert pe post de sos.

Salvestrol PUNCTE PER PORȚIE 5 (20 PUNCTE DACĂ PRODUSELE SUNT ORGANICE)

Avocado Ahdi

INGREDIENTE:

2 fructe de avocado mici;

½ ceaşcă ardei roşu tocat mărunt;

¼ ceaşcă ardei verde tocat mărunt;

¼ ceaşcă morcovi sălbatici tăiaţi cubuleţe;

¼ ceaşcă castravete tocat mărunt;

¼ ceaşcă roşii tocate mărunt;

¼ ceapă roşie tocată mărunt;

10 măsline tocate mărunt;

sucul de la 1 lămâie; ½ linguriţă sare de mare; piper;

boia de ardei după gust;

coriandru proaspăt tocat.

Tăiaţi avocado în două pe lungime, aruncaţi sâmburele şi scoateţi miezul cu lingura lăsând coaja întreagă, păstraţi cojile. Tocaţi pulpa de avocado şi puneţi-o deoparte. Amestecaţi legumele şi măslinele. Asezonaţi cu zeama de lămâie, sare, piper şi boia de ardei. Adăugaţi avocado şi amestecaţi uşor. Aveţi grijă să nu sfărâmaţi pulpa de avocado prea mult. Puneţi salata cu grijă în cojile de avocado sau pe un pat de frunze proaspete de spanac. Garnisiţi cu coriandru.

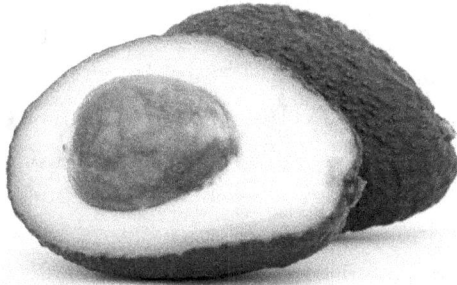

Salvestrol PUNCTE PER PORŢIE 6 (24 PUNCTE DACĂ PRODUSELE SUNT ORGANICE)

Sparanghel proaspăt în sos de unt

INGREDIENTE (pentru 4 porții):

24 fire sparanghel proaspăt;	o linguriță de fulgi de pătrunjel;
1 ceașcă unt;	½ linguriță coajă de lămâie rasă;
2 căței de usturoi;	fire de pătrunjel proaspăt.
2 lingurițe zeamă de lămâie	

Spălați sparanghelul și rupeți-i capetele albe, tăiați-l oblic în bucăți de 3 cm. Într-un wok sau într-o tigaie topiți untul. Zdrobiți usturoiul și adăugați-l la unt împreună cu zeama de lămâie și fulgii de pătrunjel. Dați la foc mediu. Adăugați sparanghelul și amestecați continuu până când legumele se înmoaie puțin. Scoateți sparanghelul din tigaie și puneți-l pe un platou încălzit. Adăugați coaja de lămâie în tigaia cu unt. Încălziți până dă în clocot, apoi turnați totul peste sparanghel. Garnisiți cu firele de pătrunjel și serviți imediat.

Salvestrol PUNCTE PER PORȚIE 5 (20 PUNCTE DACĂ PRODUSELE SUNT ORGANICE)

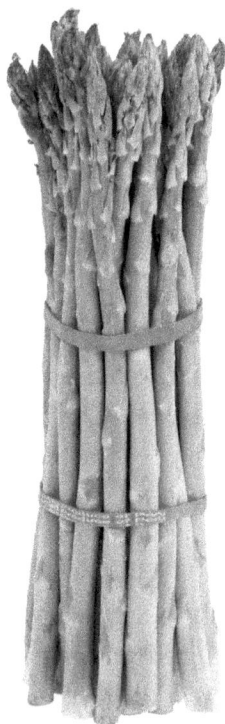

Pui cu anghinare şi roşii

INGREDIENTE (pentru 6 porţii):

800 g roşii întregi;

300g anghinare;

½ ceaşcă vin alb sec;

½ ceaşcă roşii cuburi în conservă;

1 linguriţă tarhon uscat;

½ linguriţă sare de mare;

¼ linguriţă piper măcinat;

6 pulpe de pui;

2 linguriţe coajă de lămâie rasă;

2 linguri pătrunjel tocat.

Strecuraţi roşiile din conservă şi păstraţi ½ ceaşcă de suc. Tăiaţi roşiile întregi în jumătate şi scoateţi seminţele, strecuraţi zeama, iar pulpa rămasă o tocaţi mărunt. Amestecaţi roşiile cu anghinarea şi puneţi-le într-o tigaie la foc moderat. Adăugaţi vinul şi sucul de roşii din conservă şi daţi în clocot. Amestecaţi, adăugaţi tarhonul, sarea şi piperul. Aşezaţi pulpele de pui într-un singur strat peste roşii şi anghinare. Acoperiţi cu un capac şi lăsaţi să fiarbă la foc mic timp de 25 minute sau până când carnea e gata (crestaţi carnea până la os, ar trebui să nu mai fie roz deloc). Adăugaţi zeama de lămâie şi amestecaţi. Puneţi pulpele de pui pe un platou, turnaţi sosul pe deasupra cu lingura şi presăraţi pătrunjel.

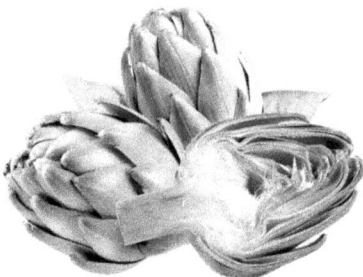

Salvestrol PUNCTE PER PORŢIE 6 (24 PUNCTE DACĂ PRODUSELE SUNT ORGANICE)

www.ingramcontent.com/pod-product-compliance
Lightning Source LLC
Chambersburg PA
CBHW072254270326
41930CB00010B/2372